Das Gegenteil von fröhlich

Katrin Stehle

Das Gegenteil von fröhlich

Gabriel

Für Elfriede, Eva und meine Eltern

Life is without meaning.
You bring the meaning to it.
The meaning of life is
Whatever you ascribe it to be.
Being alive is the meaning.

Joseph Campbell

ZU HAUSE

Als ich die Haustür aufmache, stößt mein Fuß gegen irgendwas. Eine Stofftasche der Bio-Supermarktkette ist umgefallen. Äpfel kullern durcheinander. Was soll die Tasche auch direkt vor der Tür?

So etwas macht nur Emil. Aber Emil war heute sicher nicht einkaufen. Er hat dienstags immer Basketballtraining.

Die Äpfel erinnern mich plötzlich an Billardkugeln. Sie sind überall. Furchtbar viele. Eine ganze Tasche voller Äpfel. Dabei essen wir die nicht einmal besonders gerne, und meine Eltern lachen über Leute, die riesige Mengen einkaufen, nur weil etwas im Sonderangebot ist.

Vorsichtig steige ich über die Äpfel, schlüpfe aus meinen Flip-Flops.

Aus dem Wohnzimmer kommt Cartoon-Lärm. Ich schaue durch die Flügeltür. Mira hängt über der Sofalehne und glotzt. Sie bemerkt mich nicht.

»Mira …«

Der Cartoon-Mr.Bean zerlegt ein Restaurant. Dann

Werbung. Kinder sollen eine ganz bestimmte Marmelade kaufen. Extra für Kinder, süß und mit wenig Kalorien.

Ich stelle mich zwischen Fernseher und Sofa.

»He«, sagt Mira, »geh weg!«

»Hallo!«

Ich verstehe das nicht. Normalerweise wählt unsere Mutter mit ihr immer eine Sendung pro Tag aus. Meistens sind das dann KI.KA-Sachen, *Die Sendung mit der Maus* zum Beispiel, Dinge, bei denen man was lernen kann.

»Es geht gleich weiter!«, sagt Mira.

Ich schüttle den Kopf und mache einen Schritt zur Seite.

Es riecht komisch, ein bisschen säuerlich.

Der weiße Vorhang weht im Wind. Die Tür zum Dachgarten steht nur ein klein wenig offen. Ich sehe mein eigenes Spiegelbild in der Glasscheibe, verzerrt. Wie eine Zwergin mit Heiligenschein. Ich schneide mir selbst eine Grimasse.

Warum lässt meine Mutter plötzlich Mira diese Sachen anschauen?

Die Dachterrasse ist leer. Leer bis auf die Pflanzen, die die Köpfe hängen lassen, weil niemand sie gegossen hat. Die Decke meiner Mutter ist vom Stuhl gefallen, liegt auf dem Holzdielenboden, wie ein kleines rosafarbenes Gespenst. Ich hebe sie auf, hänge sie über die Lehne des Stuhls. Sie ist kuschelig weich und riecht nach meiner Mutter. Unten im Park drängen sich wie immer die Kinderwagen, rosa, grüne, gelbe und schwarze. Der Sandkasten wimmelt von Babys und Kleinkindern, man sieht fast keinen Sand mehr, nur ein buntes Durcheinander. Zwei Knirpse sind gerade mit ihren Laufrädern zusammengestoßen. Sie hängen heulend an den Armen ihrer Mütter, die miteinander schimpfen. Auf der Wiese liegen Erwachsene und Hunde, dicht an dicht. Autos holpern über das Kopfsteinpflaster. Hier oben hört man sie fast nicht. Hier sind nur wir und die Dächer und all die verschiedenen Schornsteine und die Baumwipfelwolken unter uns.

Wenn ich die Augen ein wenig zusammenkneife, kann ich zwei Straßen weiter den Balkon von Claras Mutter erkennen. Clara ist diese Woche nicht dort. Sie wohnt immer abwechselnd eine Woche bei ihrer Mutter und eine bei ihrem Vater. Das wird »Wechselmodell« genannt. Und Claras Eltern finden sich cool, weil sie sich darauf einigen konnten. Für Clara ist es aber ziemlich stressig, weil sie immer dran denken muss, alles, was sie vielleicht brauchen könnte, mitzuschleppen. Vermutlich hängt sie deshalb zurzeit am liebsten bei ihrem neuen Freund Moritz ab. Anders kann ich mir das kaum erklären. Ich habe nämlich keine Ahnung, was sie an dem findet.

Die Erde in den Blumentöpfen ist rissig. Alle essbaren Sachen sind längst abgeerntet. Nur eine verkümmerte letzte Monatserdbeere, die braune Flecken hat, hängt noch. Plötzlich habe ich Hunger.

Eine Cartoon-Tussi klimpert mit ihren riesigen Augen. Der eigenartige Geruch füllt nun den ganzen Raum. Ich muss die Luft anhalten.

»Mira, was stinkt hier eigentlich so?«

»Mama war schlecht«, sagt Mira.

Jetzt sehe ich es auch. Direkt vor meinen Füßen ist ein nasser Fleck auf dem Teppichboden. Ich springe ein Stück zurück und schlage mir den Ellbogen am Esstisch an. Genau da, wo es besonders wehtut. Ich sehe genauer hin. Auf dem Nassen sind ein paar kleine Stückchen, jemand hat das Ganze nicht richtig weggewischt. Ich muss mich beinahe übergeben.

In der Küche steht noch das Geschirr vom Frühstück herum, die Butter ist ein See. Ich werfe ein Küchentuch in die Spüle, die voller Kaffeesatz ist. Schnell fische ich es heraus und lasse dann Wasser hineinlaufen, sehe zu, wie der Satz im Abfluss verschwindet. Als nur noch ein paar Bröselchen drin sind, werfe ich das Handtuch wieder hinein. Spritze Öko-Spülmittel drauf. So viel wie möglich. Das Zeug wirkt nämlich nicht besonders gut. Aber wir brauchen es auch selten, haben natürlich eine Spülmaschine. Der Lappen tropft auf den Dielenboden, als ich ihn in Richtung Teppich schleppe und auf den Fleck werfe. Ich hoffe, es hilft was.

Die Cartoon-Tussi knutscht wild mit einem bebrillten Jungen.

Mira ist zu klein für so was.

»Mach die Glotze aus«, sage ich.

Mira reagiert nicht.

Ich greife nach der Fernbedienung, die neben ihr auf dem Sofa liegt. Sie packt meine Hand. Ihre kleine ist ein wenig klebrig. Aber sie ist stark. Ich muss mich ganz schön anstrengen, damit sie das Teil nicht zu fassen kriegt.

Das Bild verschwindet.

»Du blöde Kuh!«, schimpft Mira.

Ich zucke die Achseln. »Geh spielen!«

»Du kannst mir gar nichts befehlen«, mault sie.

»Fernsehen ist auf jeden Fall nicht mehr«, sage ich und quetsche das Teil in meine Hosentasche.

»Du bist die doofste Schwester der Welt!« Sie packt eines der schwarzen Sofakissen und will es mir an den Kopf werfen. Ich weiche aus. Das Ding landet auf dem nassen Küchentuch.

»Spinn nicht«, sage ich. »Ich geh nach Mama schauen!«

Im Flur muss ich über die Äpfel steigen. Die Wohnung ist still. So still wie nachts, wenn ich aufwache, weil ich zur Toilette muss.

Da donnert in der Wohnung unter uns ein Bohrer los. Neue Leute sind dort eingezogen. Ich seufze.

Meine Mutter liegt ganz ruhig auf dem Bett. Sie schläft nicht, schaut mit offenen Augen an die Decke.

»Mama?«

Keine Reaktion. Vermutlich war ich zu leise. Ich stelle mich neben ihr Bett. Sie dreht sich nicht nach mir um. Meine Füße sinken auf dem Bettvorleger ein. Wollfäden umkringeln meine Zehen.

»Mama?«, sage ich noch einmal und lege ihr dann vorsichtig die Hand auf die Stirn. Vielleicht hat sie Fieber. Aber ihre Stirn ist ganz kalt.

So kalt wie ihre Hand auf meiner Stirn, als ich krank war. Ich war oft krank als Kind. Mama hat mir Tee gekocht, hat neben meinem Bett gesessen, mir über die Haare gestreichelt. Ihr Geruch, ihr Streicheln, sanft wie ein Lufthauch, ihre Stimme, die singt und singt. Ihr Singen und ihr Vorlesen, gemischt mit meinen Fieberträumen.

Jetzt dreht sie den Kopf, sieht mich an. Trotzdem sind ihre Augen ganz weit fort.

»Geht's dir nicht gut?«, frage ich. Obwohl das ja wohl deutlich genug zu sehen ist.

»Nein.« Ihre Stimme klingt krächzig.

»Grippe oder so?«

Sie antwortet nicht, stöhnt leise.

»Soll ich dir was bringen?«

Ein leichtes Kopfschütteln.

Sie hat die Decke ein wenig über sich gezogen, ein nackter Fuß schaut heraus. Zehen mit abgeblättertem Lack. Es muss ihr wirklich sehr schlecht gehen. Abgeblätterter Lack ist etwas, was es bei meiner Mutter nie gibt. Sie hat ungefähr zehn verschiedene Fläschchen Nagellack und lackiert ihre Nägel immer neu, passend zu ihrem jeweiligen Outfit. Ich sehe sie mir genauer an. Sie trägt kein Make-up und der Eyeliner ist an einem Auge völlig schief. Ich beiße mir auf die Lippe. Jetzt habe ich wirklich Angst.

TELEFON

»Hi, Prinzessin. Was gibt's denn?«

»Ich ... Sorry, dass ich störe ... Also Mama geht's nicht gut.«

– – –

»Sie liegt im Bett und hat gekotzt.«

»Oje, das klingt ja furchtbar. Was hat sie denn?«

»Ich weiß nicht. Sie ist voll komisch.«

»Hat sie Fieber?«

»Nee.«

»Das wird wohl Sommergrippe oder so was sein. Sie hat sich vielleicht was in Miras Kita eingefangen. Morgen ist sie wieder auf den Beinen, wirst schon sehen!«

»Aber jetzt? Was soll ich jetzt machen?«

»Hast du ihr schon Kamillentee gekocht?«

»Nee, könnte ich probieren.«

»Was sagt sie denn?«

»Nichts.«

»Vielleicht braucht sie einfach ein wenig Ruhe?«

»Hm.«

»Ich verstehe, dass du dir Sorgen machst. Gibst du sie mir mal?«

»Moment.«

– – –

»Sie schläft.«

»Das ist bestimmt ein gutes Zeichen. Ich rufe heute Abend noch mal an, ja? Und du schaffst das schon, meine große, tapfere Tochter.«

ZU HAUSE

Ich spiele Memory mit Mira. Mira lacht laut, als sie zwei Clownsköpfe aufdeckt. Ihr Stapel ist mehr als doppelt so hoch wie meiner. Mira saugt die Lippen ein, konzentriert sich. Ich vermisse meinen Vater. Wir hätten alle mitgehen sollen. Tina aus meiner Klasse war mit in Amerika, als ihr Vater dort ein Auslandsjahr gemacht hat. Aber Papa meinte, es sei schließlich nur ein halbes Jahr und Holland sei noch dazu nicht weit weg. Außerdem habe Mama ja auch ihren Beruf, und es lohne sich wirklich nicht, uns für diese kurze Zeit zu »entwurzeln«. Ich finde es trotzdem komisch, dass unsere Familie so lange getrennt ist.

Das Geräusch eines Schlüssels. Mein Herz klopft schneller. Einen Moment lang glaube ich, es wäre er. Aber es ist natürlich nur Emil. Ich höre, wie er seinen Rucksack in die Ecke kickt. Mira lässt die Lippen nach außen schmatzen.

Emil kommt mit Schuhen ins Wohnzimmer gestampft. Mama kann das nicht ausstehen. Aber mir ist es lieber, er lässt die Dinger an. Seit einiger Zeit stinken seine Füße so, dass man beinahe umkippt.

»Hi, Emil, ich gewinne!« Mira strahlt ihn an.

Emil grunzt irgendwas und verschwindet in der Küche.

»Wo ist mein Milchshake?«, ruft er.

Ich stehe auf, gehe zu ihm hinüber. »Mama ist krank.«

Seine Arme baumeln neben dem Körper, sind irgendwie viel zu lang geworden in letzter Zeit. Und seit wann hat er nur diese riesigen Hände?

»Mach dir doch selbst einen«, sage ich.

Sein Blick geht in Richtung Obstschale. Obwohl ich mich sehr bemüht habe, habe ich es nicht geschafft, alle Äpfel reinzukriegen.

Emil verdreht die Augen und reißt den Kühlschrank auf.

»Nelli, komm endlich!«, quengelt Mira aus dem Wohnzimmer.

»Und wie soll ich das bitte machen ohne richtiges Obst?«, schimpft Emil.

Ich zucke die Achseln.

Einen Moment lang sehen wir uns an, Emil und ich. Es ist fast ein wenig wie früher, als wir gemeinsam Wasserbomben auf die Leute unten am Gehweg geworfen und Wettbewerbe im Lego-Bauen veranstaltet haben. Aber nur kurz.

»Scheiße«, sagt er und ist wieder der Fremde, der er geworden ist. Manchmal bilde ich mir ein, das wäre über Nacht geschehen. Aber ich habe, ehrlich gesagt, in den letzten zwei Jahren auch nicht besonders auf ihn geachtet, war viel zu beschäftigt mit meinen Freundinnen, der Schule und mir selbst.

»Vielleicht ist ja noch was im Gefrierschrank?«

Wir trinken alle drei einen Shake mit gemischten gefrorenen Früchten. Ich hoffe, die Milch reicht noch für morgen früh. Die Dinger sind eiskalt und ein wenig sauer. Mira hat Zucker verlangt. Und weil Mama es ja nicht sieht, habe ich sie drei Löffel voll reinrühren lassen.

Emil spielt irgendein blödes Spiel auf seinem Handy und Mira und ich machen Abendessen. Sie zeigt mir stolz, wie toll sie schon Gemüse schnippeln kann.

Vorher habe ich noch mal kurz nach meiner Mutter geschaut. Sie hat immer noch geschlafen. Vermutlich hat Papa recht und sie ist morgen wieder wie immer.

Mein Handy klingelt. Clara.

»Magst du noch rüberkommen?«, fragt sie. »Ich bin bei meinem Vater.«

Ich kann richtig sehen, wie sie bedeutungsvoll grinst. Obwohl das natürlich Quatsch ist.

»Mehr Gurke?«, fragt Mira.

Ich nicke.

»Kann nicht«, sage ich zu Clara, »meine Mutter ist krank.«

»Schlimm?«, fragt sie.

Ich könnte ihr vom abgebröckelten Nagellack und dem nicht vorhandenen Make-up erzählen. Clara würde das verstehen. Aber irgendwie kann ich nicht. Worte können aus Eidechsen Dinosaurier machen, sagt mein Vater immer. Und plötzlich werden aus zwei raufenden Jungs jugendliche Gewalttäter. Oder wenige Fälle von schwerer Grippe werden zur Epidemie.

»Morgen geht es ihr sicher wieder besser. Ist bestimmt nur eine Sommergrippe.«

»Ach komm doch«, sagt Clara, »mein Vater geht mit Suse ins Theater und Eric, Emilia, Sam und ich wollen einen Film anschauen ...«

Sie betont »Sam« so, dass es ganz seltsam klingt. Ein wenig so, als würde Mira »Weihnachtsmann« oder »Zahnfee« sagen. Okay, ihr Stiefbruder Sam ist ganz cool, aber ... Ich weiß auch nicht.

Mira schnippelt an einer Paprikaschote herum. Es sieht ziemlich gefährlich aus. Ich nehme ihr lieber schnell das Messer weg.

»Ich kann wirklich nicht.«

Mira mault und versucht, das Messer zu fangen, das ich hoch über den Kopf halte. Sie springt wie ein kleiner Ball. Hoffentlich sind die neuen Nachbarn nicht so blöd wie die alten und beschweren sich ständig.

»Schade«, sagt Clara. »Ich hätte dir auch noch was erzählen wollen.«

»Von, äh, heute Nachmittag?«

»Hmhm.«

Mein Arm wird lahm. Ich lege das Messer auf den

antiken Küchenschrank, den meine Mutter auf dem Flohmarkt gefunden hat. Wir lieben beide Flohmärkte. Am Sonntagmorgen waren wir deshalb schon oft zusammen auf dem Mauerpark-Flohmarkt. Frühmorgens ist noch nicht so viel los und man findet noch wirklich coole Sachen. Ich liebe diese Sonntage. Mama ist dann fast wie eine Freundin. Wir lachen zusammen über scheußliches Zeug, für das jemand einen Haufen Geld haben will, und probieren Hüte an oder stecken uns gegenseitig Ringe auf den Finger, die wir dann doch nicht kaufen. Nur einmal hat meine Mutter mir ein silbernes Kettchen angelegt, eines mit einer kleinen Figur dran mit Flügeln. »Eine Elfe«, hat sie lachend gesagt. »Zur Erinnerung an deine Kindheit.« Ich trage die Kette immer unter meinem T-Shirt. Nur zum Duschen nehme ich sie ab.

Clara redet irgendwas über Moritz. Ich habe nicht wirklich zugehört. Mira schiebt mit einem Grinsen in meine Richtung ihren Stuhl zum Schrank. Sie nervt. Plötzlich will ich furchtbar gerne weg. Vielleicht kann ich neben Sam sitzen, und wer weiß, vielleicht küsst er ja richtig gut. Vielleicht ist er ja …

Mira ist auf den Stuhl geklettert und hält mir triumphierend das Messer hin.

Ich seufze. »Ich kann nicht.«

»Schade.«

Ich beiße mir auf die Lippe. In diesem Moment segelt Miras Messer an mir vorbei.

»Oh scheiße!« Ich lasse beinahe das Handy fallen.

»Ich muss aufhören, Clara«, sage ich schnell, »Mira wirft mit Messern. Morgen früh wie immer?«

»Klar. Küsschen«, höre ich Clara noch rufen, aber ich lege schon auf.

»Sag mal, spinnst du, Mira?«

»Ich ... Das wollte ich doch nicht!« Dicke Krokodilstränen tropfen aus Miras Augen.

Ich strecke ihr die Hand entgegen. »Komm erst mal da runter. Dann decken wir den Tisch!«

»Mama, Essen!« Mira hüpft auf das Bett unserer Mutter. Es knarrt.

Sie rührt sich nicht. Die zweite Betthälfte ist unberührt. Kein Buch auf dem Nachttisch. Es sieht aus, als wäre mein Vater für immer verschwunden. Dabei unterrichtet er doch nur ein Semester lang an dieser holländischen Uni. »Ein paar Monate nur«, hat er gesagt. »Die vergehen wie im Flug. Man muss die Zeit richtig nutzen und das Beste draus machen.«

»Mama! Schläfst du?«, schreit Mira in einer Lautstärke, die sogar eine halb taube Oma aufwecken könnte.

Unsere Mutter stöhnt leise.

»Mira«, sage ich, »du weißt doch, dass Mama krank ist.«

»Ich habe total viel Zeug geschnitten und richtig gut!«, trompetet Mira.

»Toll, Mira.« Die Stimme meiner Mutter klingt müde.

»Du musst unbedingt zum Essen kommen.«

Keine Reaktion.

»Mira.« Ich gehe langsam zum Bett hinüber. »Wenn man krank ist, hat man oft keinen Hunger.«

»Weiß ich doch!« Sie beugt sich vor, streicht meiner Mutter über die blasse Stirn.

Mamas Wimpern zucken.

»Vielleicht sollten wir Mama einfach schlafen lassen? Dann ist sie morgen vielleicht wieder gesund.«

Mira bedeckt das Gesicht unserer Mutter mit Küssen.

»Komm, Süße«, sage ich und ziehe an Miras Arm.

»Mama, das wird schon wieder. Soll ich singen?«

»Mira, ich glaube, Mama will einfach schlafen.«

Unsere Mutter nickt.

»Bis später.« Mira küsst noch einmal.

Spuckespuren auf den Wangen meiner Mutter.

»Soll ich dir was bringen?«

Wieder dieses Kopfschütteln.

Ich ziehe Mira am Arm nach draußen. Eidechsen, Eidechsen, Eidechsen. Ich muss aufpassen, dass ich aus Mamas Krankheit keinen Saurier mache. Die kriegt man schwer wieder los. Sagt Papa.

TELEFON

»Hallo, meine Große!«

»Hi.«

»Geht's Anne besser?«

»Sie hat die meiste Zeit geschlafen. Essen wollte sie nicht.«

»Das hört sich stark nach einer Darmgrippe an.«

»Was soll ich denn jetzt machen?«

»Da kann man wirklich nicht viel machen. Sie braucht erst mal ganz viel Ruhe, und wenn es übermorgen nicht gut ist, einen Arzt.«

»Gerade jetzt, wo du weg bist.«

»Ach Nelli, ich vermisse euch auch. Aber Jammern macht die Dinge doch nur schwerer. Besser, man konzentriert sich auf das Positive.«

»Ein halbes Jahr ohne dich hört sich für mich an wie ... Ach, weiß auch nicht.«

»Aber ich komme euch doch zwischendurch besuchen. Und ich bin gespannt darauf, all die positiven Dinge zu hören, die inzwischen passiert sind, all die Zentimeter zu sehen, die meine Kinder gewachsen sind.«

– – –

»Ach komm, Süße. Wir schaffen das.«

»Es ist nur ein wenig viel. Also mit Mira und so …«

»Weißt du was? Das könnte eine von diesen Gelegenheiten sein, über sich selbst hinauszuwachsen. Ich bin mir sicher: Du kriegst das gebacken. Und morgen oder vielleicht auch erst übermorgen schaust du zurück und bist stolz auf dich.«

»Hmhm.«

»Und wie war's in der Schule? Habt ihr die Englischarbeit nun geschrieben?«

»Nee, die wollte uns nur Angst machen. Aber ich habe eine Eins in Spanisch beim Abfragen.«

»Gratuliere. Und wie sieht's mit Jungs aus?«

»Alles klar.«

»Lass deinen alten Papa nicht zappeln. Eher die Jungs.«

»Papa! Da gibt's echt nichts Neues! Du bist doch gerade mal eine Woche weg!«

»Hast recht. Sind Emil und Mira da?«

»Moment, ich gebe dir zuerst mal Emil …«

ZU HAUSE

Mira klammert sich an mich und heult.

In Lösungen denken, nicht in Problemen, sagt Papa.

»Ich bleibe an deinem Bett sitzen, bis du eingeschlafen bist!«

»Aber dann bin ich ja nachher allein.«

»Du schläfst schon immer allein in deinem Bett.«

»Aber wenn Mama ...« Schluchzen.

»Hast du Angst um Mama?«

Sie nickt. Ihre Augen sehen aus wie kleine Quellen, aus denen Wasser tropft.

Ich streichle ihr über den Kopf. Ihre Haare sind noch immer so flaumig. Dabei ist sie schon fünf.

»Wenn sie jetzt ...«

»Schau, Mira, Mama hat Grippe oder so. Sie muss sich nur ein wenig ausruhen. Weißt du noch, wie es war, als du Fieber hattest?«

Mira nickt, schluchzt noch einmal.

»Da warst du ein paar Tage lang im Bett und konntest eine Woche nicht in die Kita.«

Ein Leuchten auf ihrem Gesicht. »Mama hat mir

immer vorgelesen. Alles von Pippi Langstrumpf. Soll ich Mama auch vorlesen?«

»Heute nicht mehr. Heute muss sie schlafen. Und du auch.«

»Aber morgen.« Mira hüpft aus dem Bett.

»Was soll das denn?«, frage ich und versuche, sie an einem Zipfel ihres Sleepshirts zu packen.

»Ich hol schon mal das Buch. Für morgen!«

»Moment! Morgen gehst du erst mal in die Kita. Am Nachmittag dann!«

»Mensch!« Sie zieht und zerrt. »Lass mich los!«

»Mira. Du legst dich sofort ins Bett. Sonst rufe ich noch mal Papa an.«

Natürlich werde ich das nicht. Ich werde ihm beweisen, dass ich klarkomme. Aber mir fällt nichts anderes mehr ein.

Mira lässt sich zurück ins Bett zerren.

Es dauert ewig, bis kleine Kinder einschlafen. Sie wird morgen in der Kita müde sein. Nicht mein Problem. Genauso wenig Emil, der noch immer in sein Laptop glotzt und irgendein doofes Online-Rollenspiel spielt. Seine Augen sind schon ganz rot.

»Willst du nicht mal schlafen gehen?«, frage ich.

»Geht das dich was an?«

»Nee, ich denke nur: Morgen ist ja Schule.«

Er zeigt mir den Finger.

Ich fasse es nicht.

Er lacht und klopft sich auf den Schenkel.

»Du bist vielleicht pubertär!«, sage ich kopfschüttelnd.

»Und du ja so erwachsen!«

»Halt die Klappe!«

Eigentlich könnte er auch etwas tun. Ich bin schließlich hier nicht die Hausdienerin. Jedenfalls mache ich mich nicht zum Deppen und räume das ganze Geschirr ab. Emils Sachen lasse ich stehen.

Vielleicht geht es Mama ja morgen schon wieder besser und sie kann das wieder übernehmen. Schließlich hat sie noch frei. Einer der Nachteile, wenn man unbedingt in die Niederlande gehen muss. Dort fängt die Uni schon im September an. Mamas Kunsthochschule hat noch fast einen Monat lang frei. Aber eigentlich blöd, wenn man in den Ferien krank wird.

Mama liegt mit geschlossenen Augen auf dem Rücken. Vielleicht schläft sie schon wieder.

Ich schleiche näher. Ein kleiner Schnarcher, ein wenig wie das Grunzen eines Ferkels. Letztes Jahr haben wir Frauenurlaub gemacht, sie, ihre Freundin Marion und ich. Ein Wochenende in London. Weil die Hotels dort so teuer sind, haben wir alle in einem Zimmer übernachtet. Erst fand ich das total doof. Aber dann haben Mama und ich tierisch gelacht, weil wir uns bei jedem von Marions Schnarch- und Grunzlauten überlegt haben, nach welchem Tier das klingt. Mama musste so lachen, dass sie Schluckauf bekam.

Leider war das Zurückkommen weniger toll. Wir hatten Mira bei Mamas Mutter abgestellt. Als wir sie abgeholt haben, hat sie sich heulend an Mama gehängt, und Oma hat uns angeschaut, als wollte sie uns killen. »Ich habe versucht, dieses Biest zu erziehen. Aber ich denke, da müssten härtere Maßnahmen her. Was machst du nur mit den Kindern, Anne? Und überhaupt, wie siehst du aus? So kleidet sich keine Frau, die fast vierzig Jahre alt ist!«

Seitdem schreiben wir Oma nur noch zu Weihnachten, Ostern und zum Geburtstag Postkarten. Aber besonders eng war der Kontakt sowieso nie. Allerdings besser als zu Papas Eltern, die in der Schwäbischen Alb leben und schon uralt sind. Die habe ich bisher vielleicht viermal getroffen. Wir haben doch uns, sagt mein Vater immer. Und er hat recht. Weil Mama und Papa beide keine Geschwister haben, habe ich auch sonst keine Verwandten. Nur Marion, die ist so was wie eine Ersatztante für uns. Sie macht allerdings gerade Yoga in Indien. Das ist jetzt ganz modern, behauptet sie. Papa findet, sie wird immer durchgeknallter. Ich denke, er hat recht.

Ich stehe im Schlafshirt vor meinem großen Spiegel. Eigentlich sehe ich gar nicht so übel aus. Nur mein Bauch könnte flacher sein. Wenn ich ihn einziehe und mich ganz gerade hinstelle, geht es einigermaßen. Ich muss das mit dem Joghurt zum Frühstück noch eine Weile durchhalten. Meiner Mutter tut das Kranksein in dieser Hinsicht vielleicht auch ganz gut. In letzter Zeit hat sie zugenommen. Mein Vater hat schon Witze gemacht.

Ob Clara es heute mit Moritz getan hat? Sie hatte zumindest angedeutet, dass sie es vorhat. Und ich habe ganz cool getan. Voll erfahren. Hab gesagt, sie soll ihn auf jeden Fall dazu bringen, ein Kondom zu benutzen. Man weiß ja nie.

»Hast du das auch gemacht?«, hat sie gefragt.

»Klar.« Das kam cool raus. Auch wenn ich ihr dabei nicht in die Augen geschaut habe.

Ich weiß nicht, ob es mit Sam besser wäre, als es mit Nils war. Ich lasse eine Hand über meinen Bauch wandern, höher. Kribbeln. Stelle mir Jungenhände vor, einen Jungenmund. Dann eine Zunge. Ich lasse meine Hände sinken. Ich muss das wirklich nicht tun. Muss mir nicht vorstellen, wie das Küssen sein wird. Seit Nils bin ich zwar ganz gut darin, so zu tun, als fände ich es schön, wenn jemand mit seiner Zunge in meinem Mund rumwühlt, aber zumindest hier in Gedanken kann ich das ja weglassen. Vielleicht sollte ich einfach schlafen gehen.

Ich liege im Bett und starre aus dem Fenster, auf den gelblichen Himmel und das Licht des Fernsehturms. Das Lila, in dem meine Wand gestrichen ist, passt plötzlich nicht mehr so richtig. Ich weiß nicht warum, aber ich sehne mich nach weißen Wänden. Dabei soll das Lila ausgleichend auf mich wirken. Hat zumindest diese komische Laura gesagt, die in derselben Kunsthochschule wie meine Mutter unterrichtet.

Es ist kurz vor fünf und ich bin hellwach. Das ist mir schon ewig nicht mehr passiert.

Der Fußboden ist immer noch warm. Ich tapse in Richtung Wohnzimmer. Vielleicht finde ich ja eine Zeitschrift oder sonst irgendwas, um mich abzulenken. Leise. Meine Geschwister lassen beide nachts ihre Zimmertüren auf.

Mira redet irgendwas im Schlaf. Und Emil hat die Decke völlig abgestrampelt, sie liegt auf dem Boden über seinen schmutzigen Socken.

Im Wohnzimmer riecht es nach Zaziki, obwohl die Dachterrassentür einen Spaltbreit aufsteht. Komisch. Ich kann mich erinnern, sie zugemacht zu haben.

Als ich näher komme, sehe ich draußen jemanden stehen. Jemanden, der sich ans Geländer lehnt und hinunterschaut. Langes, welliges Haar.

»Mama?«

Sie zuckt zusammen.

Vorsichtig gehe ich zu ihr hin. Ihre Hände kommen mir plötzlich alt vor. Sie umklammern die Stange, erinnern mich ein wenig an die Krallen eines Vogels.

»Geht es dir besser?« Meine Stimme ist viel zu laut.

Die Straße unter uns ist leer und still. Nur weiter weg höre ich ein paar Leute singen. Vermutlich betrunkene Touristen.

Motorengeräusch. Der Lieferwagen für das Hotel bringt anscheinend mitten in der Nacht frische Bettwäsche.

Meine Mutter antwortet nicht. Steht einfach weiter genauso da. Ich kann ihr Gesicht nicht sehen, es ist von Haarsträhnen bedeckt.

»Kannst du auch nicht mehr schlafen?«, flüstere ich.

Sie macht ein komisches Geräusch, das wie Seufzen klingt.

Gänsehaut auf ihren Armen.

»Komm«, sage ich, »ich mache uns einen Kaffee.«

Sie lässt sich von mir ins Zimmer zurückführen und zum Tisch bringen.

Ihr Gesicht ist blass mit dicken Augenringen.

»Ich komme gleich wieder.« Vorsichtshalber mache ich die Dachterrassentür zu. Auf dem Weg zur Kaffeemaschine streiche ich ihr kurz über die Schulter. Sie zuckt zusammen, als wäre ich eine Fremde.

Als ich mit den beiden Latte zurückkomme, sitzt sie noch genauso da wie vorher. Hat sich überhaupt nicht gerührt. Aber vielleicht bilde ich mir das auch nur ein.

Den Latte nimmt sie dann doch, trinkt einen kleinen Schluck. Milchschaum bleibt an ihrer Oberlippe kleben.

»Hast du eigentlich Grippe?«

Wieder dieser komische Seufzton.

Sie weicht meinen Augen aus.

»Ich glaube nicht«, sagt sie dann und ihre Stimme klingt fremd. »Mir geht's nur nicht so gut. Wird aber bestimmt bald besser.« Ihr Lächeln sackt sofort wieder in sich zusammen.

Eigentlich wäre jetzt die Gelegenheit. Wir sind allein, und es wird wohl noch eine Weile dauern, bis Emil und Mira wach werden. Ich könnte mit ihr über Sam reden. Sie ist eine super Zuhörerin. Damals bei der Sache mit Nils haben wir bis zum Sonnenaufgang zusammen auf der Dachterrasse gesessen. Ich habe geredet und sie hat zugehört, während Papa, Emil und Mira schliefen. Kurz bevor die Sonne aufging, hat sie für uns beide Latte gemacht. Wir haben zugesehen, wie der kleine, rote Ball hinter den Häusern hervorgekrochen ist, und irgendwie war Nils ganz weit fort. Fast vergessen. Später hat sie zu Papa gesagt, dass ich Grippe hätte, und hat mir eine Entschuldigung für die Schule geschrieben, damit ich so richtig ausschlafen konnte.

»Also, du kennst doch Sam, den Stiefbruder von Clara«, fange ich an. »Heute hat er mich angelächelt, so ganz süß und ...«

Nichts. Keine Reaktion von ihr. Ihre Augen sind immer noch wie vorher. Sie starrt durch mich hindurch, auch durch das Wohnzimmer, hinüber in eine andere Welt vielleicht.

»Mama?«

Sie zuckt zusammen, sieht mich kurz an. Unendlich müde und ein wenig traurig.

»Tut mir leid«, sage ich und klinge irgendwie blöd. »Ich labere dich voll, wo du doch krank bist …«

»Ich … Es tut mir leid, ich kann gerade einfach nicht …«

Ich schlucke. »Möchtest du eine Zeitschrift?«

Ich glaube, sie nickt ein ganz kleines bisschen.

Die *Living at home* muntert sie normalerweise immer auf. Sie blättert sogar darin herum. Aber dann schaut sie wieder nur noch durch die Wand hindurch. Wenigstens trinkt sie den Latte.

Ich kann mich auch nicht aufs Lesen konzentrieren, verstehe einfach nicht, was sie hat. Herbstmode, Sommerlieben, zweiundzwanzigmal Kürbis anders und die neuen Handtaschen verschwimmen zu einem Brei.

Als ich Miras tapsende Schritte höre, bin ich richtig froh.

»Mama!«, ruft sie und umarmt die Knie meiner Mutter. Mama legt die Arme um Mira, schlaff zwar, aber immerhin. Mira erzählt irgendwas Wirres, das sie angeblich geträumt hat. Wieder sehe ich die Augen meiner Mutter zur Wand wandern, wässrig und viel heller blau.

»Vielleicht sollte ich doch wieder ins Bett gehen«, sagt sie schleppend.

»Ich mache das mit Mira schon«, sage ich. »Ich bringe sie in die Kita. Leg dich noch ein wenig hin, damit du schneller wieder gesund wirst.«

Ich hoffe wirklich, dass das hilft.

WELT

Ich habe völlig vergessen, Clara Bescheid zu sagen. Normalerweise treffen wir uns immer an der Straßenbahnhaltestelle.

Mira hat gequengelt, als ich sie in der Kita abgegeben habe, hat mir eine Geschichte darüber erzählt, dass Franca jetzt eine andere Freundin hat. Ich habe nicht richtig zugehört, musste immer an meine Mutter denken, an ihre alten Hände und den abgesprungenen Nagellack. Es ist, als wäre sie vertauscht worden, als wäre eine fremde Frau an ihrer Stelle. Klar, meine Mutter ist immer die Stillere gewesen, die, die nicht auffällt. Wenn jemand zum Beispile von Lous Eltern redet, heißt es immer »Linda und Mark«, nie »Mark und Linda«. Linda ist die quirligste Person, die ich kenne, klein und »sehr weiblich«, wie meine Mutter ihr leichtes Übergewicht umschreiben würde, Mark dagegen ist einer von den Typen, die immer mit dem jeweiligen Hintergrund zu verschmelzen scheinen.

Bei meinen Eltern heißt es dagegen immer »Oliver und Anne«. Nicht, dass man meine Mutter nicht bemerken würde, meine Freunde sagen mir immer wieder, dass ich eine hübsche Mutter habe. Vor allem Lou schwärmt von ihr, davon, wie schlank sie ist und wie gut gekleidet. Linda versucht das zwar auch, aber irgendwie klappt es bei ihr nie richtig, sie hat irgendwo einen Fleck oder die Farbzusammenstellung geht knapp daneben ... Trotzdem ist mein Vater immer derjenige, der im Mittelpunkt steht. Die Leute lachen über seine Witze und fragen ihn nach seiner Meinung zu allen möglichen Dingen.

Erst als ich Clara in der Klasse sitzen sehe, fällt mir mein Versäumnis auf.

»Hi«, sage ich.

Sie dreht den Kopf weg.

»Tut mir leid, ich musste Mira zur Kita bringen«, plappere ich.

Sie tut, als wäre ich gar nicht da, und fängt mit Rose, die neben ihr sitzt, zu reden an.

Ich kenne das schon. Clara macht das immer, wenn sie beleidigt ist. Vermutlich wird sie sich bis zur Pause wieder einkriegen.

»Was hat Clara denn?«, fragt Lou.

Ich zucke zusammen. »Ich habe sie versetzt.«

»Oh weh.« Lou verdreht die Augen. »Sie kann so kindisch sein. Du wirst doch Gründe gehabt haben, oder?«

»Klar«, murmle ich, »meine Mutter ist krank und ich musste ...«

Weiter komme ich nicht, denn Frau Kretzschmar, unsere Physik- und Chemielehrerin, ist da. Und in Naturwissenschaften muss ich mich konzentrieren, sonst habe ich da null Chancen.

Als es zur Pause klingelt, versuche ich noch immer, hinter den Sinn der seltsamen Zeichen auf der Tafel zu kommen. Vermutlich werde ich in diesem Schuljahr neben Mathenachhilfe auch noch Stunden in Chemie brauchen. Wenn zu viele Zahlen auftauchen, hat mein Hirn die Tendenz, einfach abzuschalten. Mein Vater hat mir zwar eine Menge Tricks beigebracht, aber manchmal schaffe ich es einfach nicht.

»Kommst du mit zum hinteren Hof, Lou?« Clara stützt ihre Hand auf unseren Tisch.

Ich will schon »klar« sagen, da fällt mir auf, dass ich nicht gemeint bin, dass sie mich nur ganz flüchtig angeschaut hat.

Lou sieht zwischen uns hin und her.

»Was meinst du, Nelli?«, fragt sie dann und kann das Grinsen kaum unterdrücken.

Sie ist eher ihrer Mutter als ihrem Vater ähnlich, kann Situationen immer gut auflockern. Normalerweise schafft sie das auch bei Clara. Heute nicht.

»Ich habe dich gefragt, Lou«, sagt Clara. »Ich nehme deine Antwort als ›nein‹.«

Sie dreht sich um, ihre Sneakers quietschen auf dem Linoleum, und hastet zur Tür hinaus.

»Gott, kriegt die ihre Tage oder was?«, murmelt Lou und schüttelt den Kopf.

Wir setzen uns auf das Mäuerchen im ersten Hof. Hier sind vor allem die Kleinen. Internes Schulgesetz. Meistens gehen wir deshalb zum zweiten Hof, einfach weil es dort leiser ist und man nicht dauernd in Gefahr ist, umgeschubst zu werden. Aber Lou hat gemeint: »Lassen wir sie ein wenig schmoren. Die soll ruhig merken, wie bescheuert sie sich benimmt.«

Ich schaue sie an. Irgendwas ist komisch. Vor den Sommerferien, bevor Clara mit Moritz zusammengekommen ist, waren Lou und Moritz viel für eine Reportage unterwegs. Beide sind in der Schülerzeitung-AG. Eigentlich hat Lou Moritz in unsere Clique eingeschleppt, vielleicht wollte sie ja ... Aber sie hat nie was gesagt. Seit Lou letzten Winter mit Jon gegangen ist, hatte sie keinen Freund mehr. Wir haben ihn erwischt, als er einer Gruppe Jungs von Lou erzählt hat oder vielmehr von ihren Brüsten, die wirklich ziemlich groß sind.

»Erde an Nelli, Erde an Nelli«, sagt Lou und stupst mich in die Seite.

»Ja?«

Sie schüttelt den Kopf. »Schau mal, wer da hinten steht.«

»Wo denn?« Ich kann niemand entdecken. Außer ein paar Grundschülern, die Pferdchen spielen.

»Samiii.«

Sam und Jochen. Sie tun so, als würden sie uns nicht bemerken. Aber sie stehen genau so, dass sie uns gut sehen können.

Weil Lou mich davon abgehalten hat, mich bei Clara zu entschuldigen, bin ich nach dem Unterricht allein. Lou muss in ihre Therapiestunde.

Ich habe keine Ahnung, was ich tun soll. Irgendwie habe ich keine Lust, nach Hause zu gehen oder allein durch unsern Kiez zu streifen. Deshalb gehe ich einfach mal los. Gleich von der Schule, ohne Plan, ohne Ziel. Völlig untypisch für mich.

DER SPINNER

Türkische Lebensmittelgeschäfte, Telefon- und Lottoläden und Bäckereien mit Stehimbiss. Es ist wirklich, als wäre hier eine andere Stadt. Manchmal denke ich, dass wir lügen, wenn wir sagen: »Ich komme aus Berlin.« Denn dieses Berlin gibt es irgendwie nicht. Es sind viele Berlins.

Zwei Frauen joggen an mir vorbei. Beide tragen Pferdeschwänze und sind sogar zum Laufen geschminkt. Vielleicht sind sie deshalb so langsam? Links von mir der Park. Ich kenne ihn nur vom Vorbeifahren.

Alte Männer mit tiefen Falten und weißen Schläfen sitzen auf den Parkbänken. Trotz der Hitze tragen sie Anzüge. Einer raucht eine Zigarre. Sie unterhalten sich in einer fremden Sprache. Türkisch wahrscheinlich. Zwei Jungen mit laut dröhnendem Handy. Eine Gruppe älterer Damen, die mit ihren Walking-Stöcken um sich schlagen. Claras Mutter ist Krankengymnastin, sie würde einen Anfall bekommen. Sie muss zurzeit viele Menschen behandeln, die Abnutzungserscheinungen im Schultergelenk haben, weil sie diese doofen Stöcke falsch einsetzen. Ich würde diese Dinger schon deshalb nicht benutzen, weil es einfach lächerlich aussieht.

Aus irgendeinem Grund gehe ich hinein, schaue mir diesen Park mal an.

Knirschender Kies unter meinen Füßen. Es geht einen kleinen Hügel hinunter, vorbei an einem kleinen Bächlein. Plötzlich sehe ich eine große Wiese. Eine Kitagruppe rennt im Watschelgang hinter einer Erzieherin her.

Ich lasse mich am Rande der Wiese auf eine Bank fallen, setze meine Sonnenbrille auf. Mein Mund ist trocken. Ich hätte was zu trinken mitnehmen sollen. Ein Sonnenstreifen quer über meinem Fuß.

Ein Junge. Mitten auf der Wiese. Barfuß mit aufgekrempelten Jeans. Über seiner Schulter hängt eine billige, abgewetzte Tasche, an der No-Name-Turnschuhe festgeknotet sind. Er kommt in meine Richtung, geht auf mich zu. Am Ende spricht der Spinner mich noch an. Ich drehe den Kopf, dass es aussieht, als würde ich woanders hinschauen. Der Vorteil von schwarzen Sonnenbrillen.

Seine Haare werfen einen Schatten auf sein Gesicht. Lockiges Haar, das aussieht, als hätte er es selbst geschnitten. Rotblond. Sommersprossen, eine große, spitze Nase und ein breiter Mund. Bestimmt niemand, den ich zweimal ansehen würde. Aber da ist etwas Besonderes in seinem Gang, in der Art, wie er geht.

Irgendwie hüpfend und gar nicht cool. Ein wenig wie ein Kita-Kind.

Als er näher kommt, höre ich, dass er pfeift. Er bleibt direkt unter einem Baum stehen, springt in die Höhe, streckt die Arme aus und baumelt gleich darauf am untersten Ast. Sein T-Shirt rutscht hoch und ein Stück Bauch ist zu sehen. Eine feine Linie Haare vom Nabel zum Hosenbund. Seine Beine finden den Stamm, der Bauch verschwindet und er klettert auf den Baum. Blitzschnell. Ich habe schon lange niemanden mehr, der älter ist als zehn, auf einen Baum klettern sehen. Warum auch? Durch die Blätter kann ich ihn immer noch erkennen, sehe, wie er höher und höher klettert. Dann ist er fort. Unsichtbar. Es ist fast so, als wäre er nicht da gewesen.

Ich stehe auf, schlendere zum Baum hinüber, weiß selbst nicht warum. Vielleicht einfach nur, um morgen mit Lou und Clara lästern zu können. Darin sind wir Meister. Vielleicht redet dann Clara wieder mit mir. Unter dem Baum tue ich so, als würde ich mich für die Blätter interessieren, rein zufällig sehe ich nach oben. Er ist wirklich da. Sitzt an den Baumstamm gelehnt und liest. Ich kann den Titel nicht erkennen. Gerade blättert er um und sieht nach unten. Schnell schlendere ich weiter, schnurgeradeaus.

Beinahe finde ich nicht mehr aus dem blöden Park hinaus. Und alles nur wegen diesem Spinner.

ZU HAUSE

Stille. Nur der Anrufbeantworter blinkt.

Vielleicht sollte ich Clara gleich mal anrufen. Klar, Lou hat recht, sie benimmt sich komisch. Aber immerhin ist sie meine Freundin.

Ich stelle meine Tasche ab und mache die Tür zum Wohnzimmer auf. Niemand da. Es ist noch immer heiß, wie in der Sauna. Langsam freue ich mich auf den Herbst.

Ein leises Klirren von der Dachterrasse.

Meine Mutter schüttet Wasser in die Blumentöpfe. Mitten auf die Blumen, um genau zu sein. Etwas, was man nie tun darf, wenn die Sonne drauf scheint. Zumindest hat sie mir das so erklärt. Dabei trägt sie noch immer ihr Nachthemd. Ich schlucke.

»Hallo, Nelli«, sagt sie und ihre Stimme klingt irgendwie seltsam. Währenddessen gießt sie weiter, gießt sich Wasser auf die nackten Füße.

»Mama?«, frage ich. »Alles in Ordnung?«

»Bestens, bestens.« Warum zischt sie nur die »S« so komisch?

»Geht es dir wieder gut?«

Krachend stellt sie die Gießkanne ab. Und kichert.

Jetzt sind die Ränder unter ihren Augen rot.

»Bist du schon da?«

»Ich komme mittwochs doch immer um diese Zeit«, sage ich.

Aber sie scheint mich nicht zu hören, versucht, in ihre Schuhe zu schlüpfen, wobei sie fast das Gleichgewicht verliert und sich am Tisch festhalten muss. Der Tisch rutscht. Es klirrt.

Flaschen.

Unter dem Tisch stehen drei Flaschen Prosecco.

Meine Mutter ist doch nicht etwa …

»Hast du die alle getrunken?«, frage ich.

Ihre Augen rutschen zwischen mir und den Flaschen hin und her. Dann zuckt sie die Schultern. »Weiß nicht …«

Ich kann es nicht fassen. Meine Mutter trinkt nie so viel. Okay, ein Glas Wein nach der Arbeit oder zum Essen mit meinem Vater, Sekt auf Festen und bei Empfängen, aber betrunken habe ich sie noch nie gesehen.

Wenn mein Vater das wüsste, würde er sich bestimmt aufregen. Als wir im Sommer mit seinem Kollegen Marc und dessen Familie ein Haus auf Korsika gemietet hatten, hat sich Marc einmal betrunken. Mein Vater war voll sauer. »Ich kann Leute, die nicht maßvoll trinken, nicht ausstehen«, hat er geschimpft. »Und überhaupt, was ist er für ein Vorbild für die Kinder!«

Kinder.

»Wo ist überhaupt Mira?«, frage ich.

Meine Mutter hat mich anscheinend nicht gehört. Sie kommt auf mich zu, strauchelt, greift nach meinem Arm. Trotz der Hitze fühlt sie sich kühl an.

»Mira?«, frage ich noch einmal.

Sie schüttelt schwach den Kopf. Oder vielleicht bilde ich mir das auch nur ein.

»Hast du sie abgeholt?«

Sie antwortet nicht, klammert sich an mir fest. Ich will einfach nur, dass sie mich loslässt, dass sie wieder normal ist. Vielleicht ist das alles nur ein blöder Traum oder so was.

Wieder klingelt das Telefon.

»Die neuen Nachbarn hören komische Musik«, sagt meine Mutter.

Okay, Emil hat so einen blödsinnigen Klingelton heruntergeladen, der klingt wie der Themensong seiner Lieblingsserie. Trotzdem müsste sie doch wissen, dass es unser Telefon ist.

Ich sehe ihr fest in die Augen. »Wo ist Mira?«, versuche ich es noch einmal. »In ihrem Zimmer?«

»Im Kindergarten«, sagt Mama unbekümmert.

Es ist fünf. Normalerweise holt sie Mira immer gegen vier Uhr ab. Außer sie hat Konferenz, dann müssen Emil oder ich ran.

Was mache ich nur? Ich kenne mich mit betrunkenen Müttern wirklich nicht aus. Klar, vor den Ferien haben wir mal Bacardi probiert, als wir bei Lou übernachtet haben. Aber mir war schwindlig, bevor ich überhaupt lustig wurde. Und geschmeckt hat das Zeug auch nicht besonders. Ich habe dann einfach so mitgekichert mit Lou und Clara.

Gegen den Schwindel hat Hinlegen geholfen. Und ich will auf keinen Fall, dass Mira sie so sieht. Oder Emil.

»Mama«, sage ich deshalb, »leg dich besser noch mal hin.«

»Vielleicht hast du recht«, sagt sie, »mir ist so schwindlig ... und mein Bauch ...«

Hoffentlich kotzt sie jetzt nicht. Das würde mir gerade noch fehlen!

Sie fällt beinahe neben das Bett, während sie mühsam hineinklettert. Ich schiebe sie etwas zur Mitte, damit sie nicht rauskippt.

Dann haste ich hinaus, lasse die Flaschen schnell verschwinden, vergrabe sie erst mal tief unten im Speiseschrank und hole vorsichtshalber einen Eimer. Wir haben nur einen mit Aufhängung für das Wischteil, den unsere Putzfrau immer benutzt. Aber egal. Meine Mutter ist schon eingeschlafen, als ich den Eimer auf ihr Nachttischchen stelle. Zumindest hat sie die Augen zu.

Bin Mira abholen. Mama ist noch immer krank, schreibe ich auf einen Zettel für Emil.

Ob meine Mutter getrunken hat, weil sie sich einsam fühlt? Jedenfalls wollte sie das nicht zugeben.

Als mein Vater uns gesagt hat, dass er für ein Semester eine Gastdozentenstelle in den Niederlanden bekommen hat, meinte sie: »Das ist super. Das war schon immer dein Traum!« Ich konnte nicht verstehen, dass es ihr so wenig ausmacht. »Aber er kommt uns doch oft besuchen, Nelli«, sagte sie. »Und außerdem heißt Lieben Loslassen. Wenn man jemanden lieb hat, darf man ihm kein schlechtes Gewissen dafür machen, wenn er versucht, seine Träume zu verwirklichen.« Das klingt logisch. Aber manchmal sind Gefühl und Logik schließlich zwei verschiedene Dinge. Zumindest bei mir.

Keine Mütter vor der Kita. Keine Laufräder und Kinderwagen. Kein schauerlicher Kleinkindergesang. Dafür das Fauchen eines Staubsaugers.

Durch die Glastür sehe ich Judith, Miras Erzieherin, auf einer viel zu kleinen Bank sitzen. Ihre langen, dünnen Beine stehen ab wie die einer Spinne. Sie beugt sich über ein Kind, das auf ihrem Schoß sitzt. Ansonsten ist die Gardarobe leer, keine Schuhe, keine Jacken.

Als ich die Tür aufmache und den Straßenlärm mit hereinbringe, sieht Judith auf.

»Hallo«, sage ich und sehe, dass das Kind in ihrem Arm Mira ist, eine total verheulte Mira.

Judith schüttelt den Kopf, sagt aber nichts, sieht aus, als würde sie nach Worten suchen.

»Was denkt ihr euch eigentlich dabei?«, sagt sie schließlich.

Ich weiß nicht, was ich sagen soll. Dass meine Mutter krank und besoffen ist? Dass ich nicht mehr weiß, was ich tun soll? Dass ich nichts dafürkann?

»Nelli, du Pupskuh!« Mira funkelt mich an.

»Ich ... Es tut mir leid.« Ich klinge müde.

Judith scheint Mitleid mit mir zu haben. »Stimmt irgendwas nicht bei euch?«, fragt sie.

»Alles okay«, sage ich, »unsere Mutter hat nur Grippe. Ich habe vergessen, dass ich sie abholen muss ...«

»Ist Mama immer noch krank?«, fragt Mira verzweifelt.

»Es geht ihr ein bisschen besser«, behaupte ich. »Komm.«

Mira rutscht von Judiths Schoß.

»Eigentlich geht das nicht«, sagt Judith. »Ihr habt nur bis vier Uhr gebucht. Und Mira hatte ganz schön Angst. Außerdem habe ich schon seit einer halben Stunde Feierabend. Ich habe ständig versucht, bei euch anzurufen!«

»Es tut mir wirklich leid«, wiederhole ich. Was soll ich sonst auch dazu sagen?

»Das kann Traumata bei Kindern auslösen«, behauptet Judith. »Sie können sich vergessen fühlen.«

Ich nicke und beiße mir auf die Lippe. Ich sehe ja selbst, dass Mira geweint hat.

»Mira, es kommt nicht wieder vor. Versprochen!«, sage ich.

Vorsichtig trippelt Mira auf mich zu. »Liegt Mama immer noch im Bett?«, fragt sie.

»Sie hat sich gerade wieder hingelegt. Komm!« Ich strecke ihr eine Hand entgegen. »Wir kaufen uns auf dem Heimweg ein Smoothie.«

Sie liebt das Zeug. Aber so einfach lassen sich nicht mal Fünfjährige kaufen.

»Und Schokolade«, sagt sie.

Es dauert ewig, bis Mira ihre Tasche zugemacht hat. Judith steht längst an der Tür und klappert mit dem Schlüsselbund. Ich ziehe Mira hinter mir her. Sie quengelt.

Judith scheint aufzuatmen, als wir endlich draußen sind.

»Gute Besserung an eure Mutter«, sagt sie noch.

Mira und ich richten schon wieder das Abendessen. Während Emil im Internet surft.

»Ist Mama schlimm krank?«, fragt Mira.

Ich schüttle den Kopf.

»Aber warum redet sie nicht mit mir? Als sie letztes Mal krank war, hat sie mir Geschichten vorgelesen.«

Sie hat recht. Unserer Mutter ging es eigentlich noch nie so schlecht, dass sie es nicht geschafft hat, Mira vorzulesen.

»Ich kann dir was vorlesen«, sage ich.

»Ja …« Sie klingt genervt. »Aber Mama kann das besser.«

Kleines Biest.

»Warum sagst du mir nicht, was Mama hat?«, quengelt Mira.

»Weil ich es doch, verdammt noch mal, selbst nicht weiß!«

»Man soll nicht fluchen!«

»Das ist nicht geflucht.«

»Doooch.«

Sie nervt. Ich gehe zur Tür. Überhaupt, warum soll ich mich ständig um sie kümmern? Ich bin schließlich nicht ihre Mutter.

»Wo gehst du denn hin?«

Ich verdrehe die Augen. »Weg!«

»Und ich?« Sie klingt wieder weinerlich.

»Wir sind fertig«, sage ich und merke, dass ich sauer bin. Auf meine Mutter, die krank ist oder vielleicht auch nur seltsam, völlig ohne eine Erklärung. Darauf, dass ich von Judith beschimpft werde für etwas, für das ich überhaupt nichts kann. Darauf, dass ich diejenige bin, die sich plötzlich um alles kümmern muss. Und auch auf meinen Vater, der mal wieder nicht an sein Telefon geht.

Mira sieht mich an. Ihre Unterlippe zittert. Sie kann genauso wenig für alles wie ich.

»Komm«, sage ich, »schauen wir uns eine DVD an.«

Michel aus Lönneberga trainiert ein kleines Ferkelchen. Mira kichert.

Meine Gedanken sind überall und nirgendwo.

Als Michel, das Schweinchen und der Hahn aus Versehen in Alkohol getränkte Kirschen essen – ausgerechnet –, ruft mein Vater an.

TELEFON

»Hallo, Große!«

»Hallo.«

»Geht's Anne besser?«

»Nein …«

»Scheint mir ja eine hartnäckige Grippe zu sein. Gibst du sie mir mal?«

»Sie schläft schon wieder.«

»Das ist gut. Hat sie Fieber?«

»Nein, hat sie nicht. Ich weiß echt nicht, was mit ihr ist … Sie ist … irgendwie komisch.«

»Was meinst du mit komisch?«

»Sie hat … Ringe unter den Augen, ist so abwesend …«

»Ich finde es toll, dass du so verantwortungsbewusst bist. Aber schau, deine Mutter ist eine erwachsene Frau. Sie geht morgen einfach zum Arzt und dann ist sie schnell wieder fit.«

»Hmhm.«

»Weißt du was? Teilt einfach die Aufgaben auf, solange sie krank ist. Du übernimmst das mit Mira, Emil kauft ein und den Haushalt macht ihr zusammen. Wirst schon sehen, spätestens übermorgen ist sie wieder ganz die Alte!«

»Hm ...«

»Du bist ein wunderbares Mädchen, meine Große. Gib allen einen Kuss von mir, und sag Anne, sie soll mich mal anrufen.«

ZU HAUSE

Ich versuche, Milchreis für Mira zu kochen. Aber mit Vollkornreis klappt das nicht so richtig. Der Reis bleibt körnig und Mira quengelt.

»Nelli!« Mira zerrt an meinem Arm. »Jetzt hör mal zu!«

Ich beiße mir auf die Lippe.

Normalerweise würde ich meine Nachmittage und Abende anders verbringen, würde mich mit meinen Freundinnen treffen oder irgendwas in Richtung Sam unternehmen. So geht das nicht weiter. Ich muss Mama sagen, dass sie morgen unbedingt zum Arzt gehen soll.

Emil ist immer noch nicht zu Hause. Seit die Ferien um sind, ist er ganz oft lange weg, meist irgendwas mit Basketball und seinen Kumpels. Er wird sich sicher aufregen, wenn er hört, dass er einkaufen gehen muss.

»Sollen wir mal einen Einkaufszettel schreiben?«

Mira spuckt mein Kochergebnis zurück in ihre Schale und nickt.

Ich verziehe das Gesicht. »Das trägst du aber selbst in die Küche und spülst es aus.«

Sie zieht einen Schmollmund. »Und was krieg ich jetzt?«

Ich seufze. »Mal sehen, ob noch irgendwas im Eisfach ist.«

Mira schleckt an einer großen Eistüte, und ich versuche, das Knurren meines eigenen Magens zu überhören. Lou lässt ständig das Abendessen ausfallen, weil sie abnehmen will. Oder sie versucht es zumindest. Meistens plündert sie dann nachts den Kühlschrank.

»Fruchtjoghurt. Ich brauche Fruchtjoghurt.« Miras Eis tropft auf den Zettel.

»Kannst du nicht richtig essen?«

»Ich esse doch richtig.«

Ich schüttle den Kopf. Das wird mir hier langsam zu doof. »Gibt's noch was, was wir unbedingt brauchen?«

»Mama mag Datteln«, ruft Mira und zappelt so herum, dass sie beinahe vom Stuhl fällt.

Ich schreibe Datteln auf. Obwohl ich nicht weiß, ob sie die jetzt essen will. Prosecco kaufe ich auf keinen Fall. Das ist mal klar.

»Wo ist das Abendessen?« Ich habe Emil gar nicht reinkommen gehört.

»Im Wald. Geh jagen«, sage ich.

»Doofe Kuh!«

»Wir haben nichts mehr«, mischt Mira sich ein. »Papa sagt, du sollst einkaufen gehen.«

Emil zeigt uns den Stinkefinger und stapft in Richtung Küche. »Liegt Mama immer noch flach?«

Bevor ich antworten kann, meckert er darüber, dass nur noch ein Eis da ist.

Emil legt die Beine auf den Tisch, was Mira total lustig findet. Sie kriegt sich überhaupt nicht mehr ein. Ich verdrehe einfach nur die Augen.

»Spießerin!« Emil lacht mir ins Gesicht.

Und er und Mira setzen sich mitten auf den Tisch.

»Jetzt haben wir so richtig cool erwachsenenfrei«, sagt Emil.

»Aber Mama ist doch da«, sagt Mira.

»Die kriegt nichts mit.« Emil grinst noch einmal.

Ich schaue ihn nur an. Da bleibt ihm das Grinsen stecken. Verlegen senkt er den Blick.

»Also hier ist die Liste.« Ich schiebe sie zu ihm rüber und will aufstehen.

»Und mit was bezahl ich?«, fragt Emil und steckt den Zettel, ohne einen Blick drauf zu werfen, in seine Tasche.

»Wie wär's mit Geld?« Jetzt grinse ich.

»Haha, sehr witzig!«

Meine Mutter ist wach. Oder so was Ähnliches. Sie hat zumindest die Augen offen.

»Mama?«

Keine Reaktion. Ich versuche, nur durch den Mund zu atmen. Es riecht nach alter Luft, Alkohol und Schweiß.

»Ich brauche Geld. Zum Einkaufen.«

»Ist nichts mehr da?« Mit einem Ruck setzt sie sich auf und starrt mich an. Total fremd sieht sie aus. Bestimmt nicht wie meine Mutter.

»Alles aufgegessen«, sage ich. »Aber mach dir keine Sorgen, wir haben das im Griff, Emil und ich.«

Schwer sackt ihr Körper ins Kissen zurück. »Ich bin so eine schlechte Mutter.«

Ich beiße mir auf die Lippe. »Nee«, sage ich, »du bist krank. Geh zum Arzt.«

Tränen tropfen aus ihren Augen. Sie sieht ein wenig aus wie Mira.

Ich strecke die Hand aus und fasse ihr Haar an, streichle vorsichtig darüber. Es ist, als würde sie es nicht bemerken, als wäre sie gar nicht wirklich da.

»Werde bitte schnell wieder gesund, Mama«, sage ich.

Erst als ich draußen bin, fällt mir ein, dass ich das vergessen habe, weswegen ich eigentlich gekommen bin. Das Geld.

Aber irgendwie habe ich keine Lust, noch mal reinzugehen.

Deshalb suche ich überall in der Handtasche meiner Mutter und in sämtlichen Einkaufstaschen. Zuletzt in den Taschen all ihrer Jacken. Es dauert ewig. Meine Mutter hat unglaublich viel Zeug. Emil erzählt Mira doofe Witze, für die sie viel zu klein ist. Mir doch egal. So habe ich wenigstens Ruhe.

Endlich finde ich das rosafarbene Portemonnaie. Hoffentlich hat sie Bargeld.

»Mit dem rosa Teil gehe ich sicher nicht!« Emil zerrt die Scheine heraus. Hundertfünfundfünfzig Euro. Das muss reichen, bis Mama wieder gesund ist. Wenn ich nur wüsste, warum sie das mit dem Prosecco …

Angeekelt knallt Emil das Portemonnaie wieder auf den Tisch. »Sie ist zu alt für so was!«

»Spinnst du? Mama ist nicht alt!« Mira gibt ihm einen Schubs.

Emil verdreht die Augen und hüpft vom Tisch. »Ciao allerseits. Brauch was zu futtern.«

»Ich will auch was!«, quengelt Mira.

»Wenn du brav bist, bring ich dir was mit!«

»Spinnst du?«, fahre ich ihn an.

Emil grinst nur wieder doof und schlurft dann pfeifend hinaus.

Er geht mir auf den Keks.

Endlich schläft Mira. Ich musste ihr ewig vorlesen. Und dann habe ich sogar noch gesungen. Echt peinlich! Zum Glück weiß das niemand. Sie hat behauptet, sie könne nicht schlafen, weil ihr Bauch so voll sei. Kein Wunder bei dem Scheiß, den Emil mitgebracht hat. Ich dachte wirklich, unsere Eltern hätten uns oft genug erklärt, wie ungesund Fastfood ist. Aber vermutlich ist Mira noch zu klein und Emil spinnt völlig. Unsere Liste hat er überhaupt nicht beachtet, sondern einfach drei Hamburger-Menus geholt. Und dabei hatte er auch noch den Nerv, grinsend zu mir zu sagen: »Reg dich ab, Tante. Ich geh morgen in den Supermarkt.« Ich hab das Zeug auf jeden Fall nicht angerührt. Morgen muss ich Papa dazu bringen, dass er mal richtig mit ihm spricht. Normalerweise weiß Papa immer einen Rat, und seit ich mich erinnern kann, frage ich bei den meisten Problemen erst mal ihn. Manchmal kann er sogar bei echtem Mädchenkram helfen, wie damals, als Clara sauer war, weil ich das gleiche Outfit anhatte wie sie. Clara. Shit! Die habe ich total vergessen. Ich muss sie unbedingt sofort anrufen. Ihr sagen, dass ich hier immer noch total eingespannt bin. Und ihr von dem Spinner im Park erzählen.

Ich lasse es klingeln.

»Hallo, leider nur die Mailbox von Clara Mattner. Ich kann grad nicht drangehen. Hinterlass mir doch einfach eine Nachricht oder probier's wieder. Ciao!«

Ich weiß plötzlich nicht mehr, was ich eigentlich sagen wollte. Und auf die Mailbox schon gleich gar nicht. Fürs Festnetz ist es zu spät. Ich muss sie wohl morgen irgendwie abfangen …

Mein Magen knurrt. Ich verstehe wirklich nicht, was mit Mama los ist. Vor ein paar Tagen war sie noch völlig normal. Glaube ich zumindest. Ich hatte viel zu tun. Wir hatten nicht besonders viel Mutter-Tochter-Zeit in den letzten Wochen, keine Flohmarktbesuche, kein Shoppen. Könnte sein, dass sie etwas seltener gelacht hat und ein bisschen stiller war. Aber so genau weiß ich das nicht. Könnte es auch sein, dass sie

Marion vermisst, mit der sie sonst fast täglich telefoniert hat? In diesem blöden Yoga-Camp in Indien darf man ja nicht anrufen. Das ist Teil des Konzepts, hat Marion gesagt.

Ich merke, dass ich die Zähne zusammengebissen habe. So kann ich bestimmt nicht einschlafen. Ich versuche es mit autogenem Training. Mein Vater hat es mir beigebracht. Aus der Ruhe kommt die Kraft. Und Nachtruhe ist wichtig. Mein Vater ist stolz darauf, dass er immer noch fast überall schlafen kann, im Zug, im Auto, im Flugzeug und auf dem Sofa …

Es klappt nicht. Deshalb versuche ich es mit Mamas Methode: an etwas Schönes denken. An Sam vielleicht. Ich mag seine langen, dünnen Arme. Die reichen bestimmt fast eineinhalbmal um mich herum.

Tapsende Schritte. Jemand kommt in mein Zimmer geschlichen. Mira.

»Darf ich in dein Bett?«, fragt sie.

Ihre Stimme klingt ängstlich und so, als wäre sie gerade mal drei Jahre alt.

Ich nicke. Und sie kuschelt sich eng an mich. Fühlt sich warm an. Wenn sie nur nicht so mit den Füßen kicken würde …

WELT

Ich beeile mich und warte an unserem Treffpunkt auf Clara. Mira hat gemeckert und fast geheult, weil ich sie so gehetzt habe. Es tut mir leid. Aber schließlich habe ich auch noch ein Leben.

Der Himmel ist trüb-grau und der Wind erzählt vom Herbst. Gänsehaut an meinen nackten Beinen. Vielleicht sollte ich langsam andere Schuhe tragen oder einen längeren Rock ... Ich wickle mich in meine dünne Strickjacke. Es hilft nicht viel. Ein Kaffee wäre auch nicht schlecht. Schnell gehe ich ins Eckcafé. Eine müde aussehende Frau sitzt in einem der orangefarbenen Plastikstühle, die viel unbequemer aussehen, als sie sind. Sie dreht den Kopf leicht seitlich, um Kaffee zu trinken. Vermutlich um ihn nicht auf das Baby zu schütten, das in einem dieser Tragesäcke an ihrem Bauch hängt.

»Einen Latte«, sage ich zu dem Mann hinter der Theke, der mit offenem Mund gähnt.

Er sagt gar nichts, nickt nur, schlurft zur Kaffeemaschine hinüber und greift nach einem Porzellanbecher.

»Zum Mitnehmen«, sage ich schnell. Könnte ja sein, dass Clara inzwischen kommt. Das Geld zähle ich lieber gleich ab und lege es auf die Theke.

Das Baby im Tragesack fängt an zu quengeln und die Frau springt genervt auf, stößt dabei beinahe ihren Kaffee um. Ich lächle sie freundlich und mitleidig an. Sie schaut böse zurück. Wenn sie so drauf ist, kann sie mich mal.

Ein spanisches Gebäckteil sieht so lecker aus, dass mir das Wasser im Mund zusammenläuft.

Damit ich nicht doch noch schwach werde, nehme ich schnell meinen Latte und einen Deckel, haste zur Tür hinaus. Dabei stoße ich beinahe mit zwei Männern zusammen, die nicht mehr so jung sind, wie sie tun.

Sie tun völlig ungerührt und ihre Augen sind nicht zu sehen, da sie trotz des Wetters schwarze Sonnenbrillen tragen.

Von Clara noch immer keine Spur. Dabei wird es langsam höchste Zeit. Die Haltestelle füllt sich immer mehr, schubsende Schulkinder, Leute mit Akten- und Handtaschen und die ersten Omis. Wenn sie nicht bald da ist, kommen wir zu spät. Dabei ist Clara normalerweise immer überpünktlich, also diejenige, die auf mich warten muss. Vielleicht war ich ja zu spät und sie ist längst weg? Aber dann wäre sie ja fast eine Stunde zu früh in der Schule und so verrückt ist nicht mal Clara.

Die nächste Bahn sollte ich wirklich nehmen. Wir haben Physik in der Ersten. Da kann ich wirklich nicht zu spät kommen.

Als ich mich in die Bahn reinquetsche, habe ich das Gefühl, beinahe zu ersticken. Irgendwo hier drin muss ein Penner sein, jedenfalls jemand, der seit Wochen weder sich noch seine Kleidung gewaschen hat. Ich mache den Mund ein kleines bisschen auf, gerade so weit, dass ich nicht völlig doof aussehe, aber nicht mehr durch die Nase atmen muss. Als meine Mutter mit Mira schwanger war, ist sie nie Bahn gefahren, weil in dieser Zeit der Geruchssinn noch viel intensiver ist, behauptet sie. Damals musste ich mit ihr riesige Stecken latschen. Ich kann mir nicht vorstellen, wie es wäre, wenn man diesen Gestank noch intensiver riecht.

Rumpelnd und klingelnd fährt die Bahn an. Ich klammere mich an das Stück Stange, das ich gerade noch erwischen kann.

Ob meine Mutter heute Mittag wieder normal ist? Meistens hat mein Vater recht. Aber irgendwie fällt es mir schwer, ihm diesmal zu glauben. Ich meine, mein Herz schlagen zu fühlen. Sicher nur Einbildung. Ich atme tief durch – eine dumme Idee, denn der Penner scheint immer noch da zu sein – und versuche, mich zu beruhigen. Mein Vater wüsste sicher, wenn es etwas Schlimmes wäre, und würde sofort nach Hause kommen.

Nach dem Hackeschen Markt ist die Straßenbahn plötzlich halb leer, die meisten Leute steigen hier um. Neben dem Kartenautomaten entdecke ich einen freien Platz. Erst als ich mich gerade hinsetzen will, sehe ich, wer dort noch sitzt – Emil, mein Bruder.

»Was glotzt du denn so?« Seine Stimme wackelt.

»Ich glotze nicht.«

»Pffft.« Schweigend starrt er aus dem Fenster.

»Ich dachte, du bist längst in der Schule.«

Er tut, als würde er sich für die Aussicht interessieren. Dabei fahren wir jeden Tag hier lang.

»Papa ist scheiße!«

Ich zucke zusammen. Das hat er doch nicht wirklich gesagt, oder? Genau wie vorher sieht Emil aus dem Fenster. Aber sein linkes Augenlid zuckt. Wie immer, wenn er sich aufregt.

»Hast du dich mit ihm gestritten?«, frage ich. Obwohl es fast unmöglich ist, sich mit unserem Vater zu streiten. Emil ist der Einzige, der das manchmal fast hinkriegt. Mira und ich sehen schneller ein, dass mein Vater die besseren Argumente hat. Emil kann da leicht unlogisch werden.

»Nein.«

»Wieso sagst du dann so was?« Ich fasse es nicht. Jeder mag unseren Vater.

»Ich sag nur eins: Doktorantin. Klein. Spitze Titten.«

Ich kapiere überhaupt nichts mehr. Gedankenverloren drücke ich auf den Halteknopf. Wir müssen an der nächsten Ecke raus.

»Was meinst du denn damit?«

Emil lacht. Dabei quietscht seine Stimme. Kann es sein, dass er im Stimmbruch ist? Irgendwie war er für mich immer »der Kleine«, auch wenn er nur ein gutes Jahr jünger ist als ich.

»Was soll daran bitte komisch sein?«, frage ich. »Er hat immer Doktorantinnen. Schließlich ist er Professor!«

»Du bist so naiv, Nelli.«

»Und du spinnst!«

Aber wirklich. Was meint er nur? Vermutlich will er mich bloß ärgern ...

Ich stolpere gerade noch rechtzeitig in den Physiksaal. Frau Kretzschmar hat ihren Experimentierkittel an. Ein paar Jungs lachen. Vielleicht macht sie wieder einen dieser Versuche, wo Kondome plötzlich aus einem Blumentopf hochsteigen oder so was. Aber ich glaube, das war in Chemie ...

Lou winkt mir aus der obersten Reihe zu. Ich steige schnell die Stufen hinauf. Anstatt einfach nach innen zu rutschen, steht sie von ihrem Klappstuhl auf und lässt mich durch. Und schon sitze ich neben Clara.

Ich bücke mich, ziehe mein Heft und meine Stifte aus der Tasche und sehe, wie Clara mich durch ihren Haarvorhang hindurch beobachtet.

»Guten Morgen«, sagt Frau Kretzschmar, und obwohl ihre Stimme leise ist, ist sie doch gut verständlich.

»Morgen«, murmeln die anderen um mich herum.

Ich versuche, mich an die Doktorantin zu erinnern. Sie hat blondes Haar. Oder eher braunes. Mein Vater hatte über die Jahre eine Menge Doktorantinnen, lauter junge Frauen, die ihn mit großen, bewundernden Augen anstarrten, wenn sie bei uns zu Hause vorbeikamen, um ihre Arbeiten zu besprechen und nervös gekichert haben, wenn sie meine Mutter sahen oder uns. Aber dann hat es meistens nicht lange gedauert und sie haben mit meiner Mutter über Mode diskutiert oder darüber, dass moderner Feminismus und der Wunsch nach Schönheit sich nicht ausschließen ...

Die Jetzige habe ich nur einmal gesehen, beim Grillfest der Fakultät war das, glaube ich. Hieß sie nicht Deena? Oder Sina? Ich weiß es nicht mehr genau. Nichts Besonderes auf jeden Fall. Außer, dass sie Vegetarierin ist und meinen Vater, einen passionierten Fleischesser und Tofuhasser, dazu gebracht hat, Tofuleberkäse – importiert aus Bayern – zu probieren. Er hat auch noch behauptet, das Zeug würde schmecken. Deshalb habe ich es auch probiert und ich fand's grässlich. Dabei habe ich nichts gegen die Tofuburger von Claras Mutter, über die mein Vater nur die Nase rümpft.

Frau Kretzschmar macht wirklich einen Versuch. Irgendwas mit Elektrizität. Normalerweise sind diese Versuche das Einzige, was mir in den Naturwissenschaften wirklich Spaß macht. In diesen Stunden fällt es mir gar nicht schwer, mich zu konzentrieren. Heute schon. Claras Knie berührt kurz das meine, wird aber hektisch weggezogen. Ich sehe sie an. Clara sieht mich ebenfalls an. Ich kann nicht anders, muss einfach grinsen. Sie versucht, weiter böse auszusehen. Aber dann prustet sie los. Und Clara hat das ansteckendste Lachen der Welt.

Mehrere andere kichern auch los.

Frau Kretzschmar sieht uns an, sagt irgendwas, das nicht zu verstehen ist. Und lacht dann auch. Gut, dass wir nicht die Seuling haben, die hätte uns eine Strafarbeit aufgedrückt.

In der Pause ist es wie immer. Ohne darüber zu reden, gehen wir zusammen in den zweiten Hof, Clara, Lou und ich.

»Wo ist Moritz?«, fragt Lou.

Clara verdreht die Augen. »Zahnarzt. Er kriegt die Weisheitszähne raus.«

»Ich habe heute Morgen auf dich gewartet«, sage ich zu Clara. »Deshalb war ich zu spät.«

»Bin mit dem Rad gefahren.«

Lou und ich starren sie an. Clara hasst Radfahren.

»Moritz steht voll auf Biken«, erklärt Clara und zuckt die Achseln. »Wir wollen mal zum Haus seiner Eltern auf Rügen. Da dachte ich, ich trainiere etwas.«

Lou schüttelt den Kopf. Dann grinst sie. »Also ist er gut.«

Clara wird tatsächlich rot. »Du bist doof. Ich mag ihn einfach!«

»Komm, erzähl, wie ist er so?«, fragt Lou.

Clara zieht die Augenbrauen hoch. »Toll«, sagt sie. Mehr nicht.

»Details?«, bohrt Lou.

Ihr erstes Mal hat Clara uns ausführlichst geschildert. Sie wollte »einfach mal wissen, wie es ist«, hat sie uns hinterher gestanden. »Und wer sollte da besser geeignet sein als Erik, der hat wenigstens eine Menge Erfahrung.«

Lou fand das furchtbar unromantisch.

»Romantisch ist das am Anfang nie. Es ist wie mit dem Schwimmenlernen«, habe ich behauptet. »Es macht erst Spaß, wenn man den Kopf wirklich über Wasser halten kann … Oder wenn man nur untertaucht, wenn man will.«

Die beiden haben mir aufmerksam zugehört. Gerade so, als wäre ich wirklich Expertin. Dabei ist das natürlich keine eigene Erfahrung, sondern nur das, was Papa mir gesagt hat. Er hat allerdings auch gesagt, dass ich mir ruhig noch Zeit lassen soll. Aber das sage ich den beiden natürlich nicht.

»Das ist Privatsache«, sagt Clara ernsthaft.

Und da weiß ich, dass sich etwas geändert hat. Dass Moritz kein Versuch ist und sie ihn wirklich mag.

»Mensch«, sagt Lou nur und zieht einen Schmollmund.

Darüber muss Clara lachen.

»Was ist denn mit dir, Nelli?«, fragt Clara. »Du siehst so ernst aus.«

Jetzt wäre die Gelegenheit, ihnen alles zu erzählen.

Aber irgendwie kann ich nicht. Meine Eltern sind Helden für die beiden, für Lou, weil sie so anders sind als die ihren, und für Clara weil sie noch immer zusammen sind. Außerdem war das mit der Doktorantin sicher nur doofes Geschwätz von Emil. Bestimmt wollte er sich interessant machen.

»Ich habe gestern was völlig Durchgeknalltes gesehen«, sage ich. »Da war so ein Spinner im Park. So in unserem Alter ungefähr, barfuß in No-Name-Klamotten. Klettert doch glatt auf einen Baum und liest dort!«

Die beiden kichern. Genau, wie ich gedacht habe.

»Sah er wenigstens gut aus? So wie die australischen Surferboys?«, fragt Lou.

Ich verziehe das Gesicht. »Eher wie der Junge, den man nur anschaut, um ihn zu ärgern? Der, den die Großen kopfüber ins Klo tauchen?«

Lou kichert noch mehr.

»Dann sollte er sich lieber normal benehmen, Mensch!« Clara schüttelt den Kopf.

Ganz so ein Knaller, wie ich dachte, ist der Spinner wohl nicht. Aber vermutlich muss man ihn wirklich gesehen haben.

»Irgendwelche Fortschritte mit Sam?«, fragt Lou und zwinkert mir zu.

Ich zwirble an meinen Haaren. Den hatte ich völlig vergessen.

»Ich weiß nicht …«, fange ich an.

Aber Clara unterbricht mich. »Da kommt er auch schon. Hi, Sam!«

»Hi.« Sam lächelt mich an und schaut dann knapp an meinem Ohr vorbei. »Wisst ihr schon, dass die Kretzschmar jetzt doch mit nach Spanien kommt? Super, oder?«

Dann fangen wir an, darüber zu diskutieren, wer schlimmer ist, die Seuling oder der Mathe-Meister.

Wenn Sam lächelt, bekommt er kleine Grübchen neben den Mundwinkeln und seine Zähne sind weiß und gerade. Jemanden mit scheußlichen Zähnen könnte ich wirklich nie küssen ...

Als wir zurück zum Schulhaus gehen, streift sein Arm kurz den meinen. Die Härchen stellen sich auf.

»Ihr wärt das perfekte Paar«, sagt Lou, nachdem Sam hinter seiner Klassenzimmertür verschwunden ist.

Schulorchester und Mathe-Intensiv fällt aus. Herr Meister ist krank. Es gibt eine Riesenaufregung, weil Karl erzählt, dass Herr Meister im Unterricht ganz blass geworden ist und den Tafelschwamm hat fallen lassen. Dann ist er gestolpert und beinahe hingefallen. Die Schulsekretärin wimmelt uns alle ab. Wir, die wir ihn nachmittags gehabt hätten, sollen nach dem Mittagessen in den Freiarbeitsraum gehen.

»Was gibt's denn?« Lou beugt sich über den Speiseplan. »Käsespatzen, igitt! Warum mussten die nur diesen schwäbischen Koch einstellen?«

»Er könnte kochen, was er will«, behauptet Clara, »aber er wäre eben nicht Naoki.«

Lou seufzt. »Naoki konnte super kochen.«

»Und hatte so einen süßen Hintern und diese Augen ...«, äfft Clara sie nach.

»Stimmt doch auch!«, sagt Lou.

»Und die kleinen weißen Würmchen im Reis?«

»Kann doch immer mal passieren.« Lou grinst.

Clara und ich lachen.

»Ich geh bummeln«, erklärt Lou. »Scheiß auf den Fraß und die Freiarbeit!«

»Eigentlich eine gute Idee«, meint Clara. »Was sagst du, Nelli?«

»Du hast doch gar nicht den Meister.«

»Spießerin. Das Schuljahr hat doch noch gar nicht richtig angefangen. Und ich könnte Moritz von der Zahnklinik abholen ...«

Lou bläst die Backen auf und nuschelt etwas Unverständliches.

»Küssen wird da wohl nicht drin sein«, sage ich und fühle mich plötzlich fröhlich.

»Als ob das alles wäre!« Clara verdreht die Augen, gibt sich ganz erwachsen.

Wir bummeln durchs Viertel. Um diese Zeit ist es zum Glück noch einigermaßen kleinkinderfrei. Jetzt liegen nur Erwachsene im Park, hören Musik oder lesen. Normalerweise wird man hier immer von Laufrädern beinahe überfahren, und das Gebrüll, wenn die Kleinen sich von den Schaukeln schubsen, ist ohrenbetäubend. Manchmal frage ich mich, wie es wohl in ein paar Jahren hier aussehen wird, wenn die alle

Teenager sind ... Aber dann bin ich längst weg. Ich möchte meinen Doktor mal im Ausland machen.

»Mensch, die haben hier aber süße Bikinis.« Lou bleibt vor einem Schaufenster stehen. »Los, lasst uns reingehen!«

»Und sogar runtergesetzt.« Claras Augen strahlen.

»Es ist ja auch fast Herbst«, murmle ich.

»Spielverderberin.« Clara hakt sich bei mir ein. »Sag mal, was ist mit dir? Wir fahren schließlich bald nach Spanien. Soll ich dir einen Tipp geben, auf was Sam steht?«

Sie und Lou kichern.

Ich schaffe es auch zu lächeln.

»Na, geht doch«, sagt Lou.

»Hast du vor irgendwas Angst?« Clara sieht mich direkt an.

Ja, es macht mir Angst, was mit meiner Mutter los ist. Ja, ich habe Angst, dass Emil vielleicht recht hat und mein Vater auf diese Doktorantin abfährt ... Aber das kann ich natürlich nicht sagen.

»Angst?«, fragt Lou an meiner Stelle. »Wovor denn?«

»Mein verehrter Bruder soll gut ausgestattet sein.« Clara kichert.

Lou lacht mit und ich verdrehe die Augen.

ZU HAUSE

Meine Mutter liegt immer noch im Bett. Reglos. Mit geschlossenen Augen. Einen Moment lang habe ich das Gefühl, als würde sie nicht mehr leben. Ich bin dieses Mädchen in dem Film, den ich kürzlich mal gesehen habe. Sie kommt nach Hause und ihre Mutter ist tot. Von da an ist sie ganz allein.

Ich lege eine Hand auf die Brust meiner Mutter. Sie bewegt sich ganz regelmäßig. Als ich klein war, habe ich oft bei ihr im Bett geschlafen. Papa wollte das nicht, hat sich dann immer aufs Sofa verzogen. Er braucht Bewegungsfreiheit, hat er erklärt, und außerdem hätte er Angst, mich zu erdrücken. Ich habe meine Nase gerne in Mamas Haare gesteckt. Damals habe ich mir eingebildet, sie würden nach Frühling riechen. Irgendwann habe ich rausgefunden, dass ihr Shampoo *Sommerwiese* heißt.

Vorsichtig beuge ich mich nach unten. Nichts. Ihr Haar kommt mir völlig geruchlos vor. Und das macht mich irgendwie traurig. Ich weiß nicht, was mit mir passieren würde, wenn ich herausfinden würde, dass mein Mann etwas mit einer anderen hat. Mit einer, die seine Tochter sein könnte.

Clara behauptet, sie wäre in so einem Fall stinkesauer. Sie hat damals gesagt, wenn sie ihre Mutter wäre, würde sie der neuen Freundin ihres Vaters mit der Schere auflauern und ihr die langen Haare abschneiden. Ohne Haare würde die nämlich nur noch beschissen aussehen. Aber ihre Mutter hat einfach nur die Scheidung eingereicht. Und dann die beiden zum Kaffeetrinken eingeladen.

Was Lou täte, kann ich mir nicht vorstellen. Als sie gehört hat, wie Jon über sie redet, hat sie einfach aufgehört, mit ihm zu sprechen. Er hat es mehrmals versucht. Aber sie hat einfach nur getan, als wäre er Luft. Eine gute Woche lang hat sie sich dann jeden Abend in den Schlaf geweint. Zumindest hat sie uns das später erzählt. Vielleicht würde ich genauso reagieren wie meine Mutter. Vielleicht würde ich auch krank werden. Als es bei mir in Mathe so schlecht lief, habe ich einen Hautausschlag bekommen. Aber das ist natürlich was anderes ...

Auf den nackten Armen meiner Mutter sind kleine, braune Sommersprossen in unterschiedlichen Größen. Vielleicht könnte man sie zu einem Muster verbinden. Ihre Augenlider zucken ein wenig, bleiben aber zu. Kleine Fältchen neben den Augen und welche an der Stirn. Moni, eine ihrer Kolleginnen, hat sich dagegen Botox spritzen lassen. Die sieht jetzt aus wie ein Gespenst. Sagt zumindest Mira, die sich unter dem Tisch versteckt hat, als Moni uns besuchen kam. Ich fand es auf gruselige Art faszinierend, dass sich nichts mehr in ihrem Gesicht bewegte, wenn sie gelacht hat.

So was würde unsere Mutter nicht machen. Zumindest hat sie das versprochen. Sie schwört auf teure Cremes, über die mein Vater stöhnt. »Man hat herausgefunden, dass die teuerste Anti-Cellulitis-Creme genauso gut wirkt wie Nivea«, hat er einmal gesagt. Meine Mutter behauptet, zwischen Hautstraffungsgesichts- und Cellulitis-Creme gäbe es ja wohl einen Unterschied. Ich habe keine Ahnung, bin froh, dass es noch ewig dauern wird, bis ich mal in dieses Alter komme.

Aber jetzt muss ich mich beeilen und Mira von der Kita abholen.

Als ich mit Mira zurückkomme, sehe ich, dass Emil tatsächlich eingekauft hat. Allerdings nur die Dinge, die er mag. Mehrere Packungen Cornflakes, Würstchen in der Dose, zwei Sorten Ketchup, verpackte Schokocroissants, Mikrowellenpopcorn, Chips, Flips und eine Riesentafel Schokolade. Kein Früchtejoghurt für Mira, kein »weißer« für mich. Ganz zu schweigen von den Datteln. Wir hätten uns die Liste sparen können. Und das Abnehmen kann ich wohl auch vergessen.

»Aber ich esse immer Joghurt, wenn ich von der Kita komme!« Mira verzieht den Mund und sieht aus, als würde sie gleich anfangen zu heulen.

»Los, wir gehen einen kaufen. Du darfst ihn dir auch selbst aussuchen«, sage ich schnell.

»Auch den Stracciatella?« Sie sieht mich mit großen Augen an.

Ich nicke.

Sie zerrt an meinem Arm.

»Ich brauche erst das Geld. Wo hat Emil das nur hingelegt?« Ich befreie mich aus ihrem Griff. »Hilfst du mir suchen?«

Wir suchen in der Küche, im Wohnzimmer, im Flur. Nirgends. Auch in Emils Zimmer finden wir das Geld nicht. Zumindest nicht auf den ersten Blick. Ich habe keine Lust, mich durch all die Socken und den sonstigen Kram zu wühlen, der auf dem Boden herumliegt. Unsere Mutter muss ihm immer noch beim Aufräumen helfen. Sonst weigert sich die Putzfrau, sein Zimmer auch nur zu betreten. Ich sehe nicht ein, dass ich ihm jetzt helfen soll.

»Der Blöde!«, ruft Mira und tritt mit dem Fuß gegen eines der Lego-Modelle, die Emil bis vor Kurzem so geliebt hat.

»Eine Möglichkeit gibt's noch«, sage ich. »Vielleicht hat er das Geld ja ins Schlafzimmer gelegt? Zu Mama?«

Sie besteht darauf, mit hineinzukommen.

Eine Wolke stickiger Luft, eine heruntergelassene Jalousie und ein geschlossenes Fenster.

»Es stinkt«, sagt Mira laut.

Ich werfe ihr einen warnenden Blick zu.

Aber Mama scheint nichts mitbekommen zu haben.

Heute hat sie die Augen zwar auf, aber sie sind feucht. Sie sieht aus wie jemand, der versucht, die Tränen zurückzuhalten.

»Mama?« Mira springt neben meiner Mutter aufs Bett. »Mama, hat Emil dir das Geld gegeben? Er hat nämlich nur Quatsch eingekauft!«

»Nein«, sagt meine Mutter leise.

Mira hüpft im Sitzen auf und ab. Meine Mutter wird durchgeschüttelt.

»Mira«, sage ich. »Pass doch auf!«

»Mama, weißt du was?« Mira beugt sich vor, sieht unserer Mutter direkt in die Augen. »Die Judith hat mich heute gelobt, weil ich ganz toll aufgeräumt habe!«

Stille.

»Toll, Mira. Das ist super!«, sage ich anstelle unserer Mutter.

»Mama, bist du immer noch nicht gesund?« Mira streichelt ihr durchs Haar, ihre Finger bleiben an einem zerzausten Haarbüschel hängen. »Soll ich dich kämmen?« Mira springt auf, sucht eifrig nach der Bürste, die immer im Nachtschränkchen meiner Mutter liegt. Sie ist verschwunden.

»Lass gut sein, Mira!«, sage ich.

»Du kannst mir gar nichts befehlen!«, motzt Mira.

»Wolltest du nicht Joghurts kaufen?«

»Nee.« Mira schiebt die Unterlippe vor. Dann grinst sie. »Ich will Popcorn.«

»Du kannst doch nicht zum Abendessen ...«, fange

ich an. Aber eigentlich kann mir das ja egal sein. Hauptsache, sie gibt Ruhe.

»Okay«, sage ich. »Kann ich dir irgendwas bringen, Mama?«

Keine Antwort.

Mira und ich machen zwei Riesenportionen Popcorn. Emil ist noch immer nicht zu Hause. Ich weiß nicht, wo er sich rumtreibt.

»Mir ist schlecht«, jammert Mira.

Ich spüre nichts, nur ein Drücken gegen die Rippen. Sonst ist da eine angenehme Fülle, wie Watte überall in meinem Bauch, meinem ganzen Körper.

Draußen dämmert es.

»Du solltest schlafen gehen«, sage ich zu Mira.

Sie reagiert nicht. Emil ist noch immer nicht da. Langsam mache ich mir Sorgen. Ich muss mit jemandem reden. Ich kann das doch nicht alles allein machen!

»Mira«, sage ich, »willst du einen Gutenachtfilm sehen?«

»Shaun das Schaf«, verlangt sie.

Und ich lege die DVD ein.

»Mama?« Vorsichtig strecke ich die Hand aus, berühre die meiner Mutter.

Sie zuckt, ob weg oder zu mir hin, weiß ich nicht genau.

»Was ist eigentlich los?«, frage ich.

»Mir geht es nicht so gut«, sagt sie mit dieser leisen, fremden Stimme. »Aber es wird besser werden.«

»Ist irgendwas mit Papa und dir?«

»Mir geht es nicht so gut«, wiederholt sie, wie ein Mantra. »Aber es wird besser werden.«

»Emil ist noch nicht da«, sage ich.

Ich weiß nicht, ob sie mich gehört hat. Sie zuckt nur ein kleines bisschen mit den Wimpern, vielleicht hat sie auch einfach nur geblinzelt.

Ich halte die stickige Luft nicht mehr aus. Schnell stehe ich auf, ziehe die Jalousie hoch und reiße das Fenster auf. Unten fährt wohl gerade ein Laster vorbei, es klappert und dröhnt.

Ein leichtes Lüftchen kommt mir entgegen. Ich atme tief ein. Der Himmel über dem Funkturm ist rot gestreift. Es sieht aus, als würde die Spitze einen der Streifen aufstechen.

Sie ist offensichtlich nicht krank. Sie hat kein Fieber, hustet nicht, und gekotzt hat sie nur, als sie den Prosecco getrunken hat. Plötzlich bin ich richtig wütend.

Ich werde ihr sagen, dass ich das nicht mehr mitmache, dass sie gefälligst aufstehen und wieder unsere Mutter sein soll! Wenn wenigstens Marion hier wäre ... Noch zwei Tage, dann müsste sie zurück sein.

»Mir ist kalt!« Ich zucke zusammen, obwohl ihre Stimme noch immer leise ist.

»Mama, ich kann das nicht!« Ohne das Fenster zuzumachen, gehe ich zu ihr hinüber. »Ich bin doch erst fünfzehn! Emil spinnt total und Mira …« Ich schüttle den Kopf. »Wir brauchen dich doch. Ich brauche dich doch!«

Wieder dieser glasige Blick. Eine Träne formt sich, rinnt langsam die Wange hinunter. Scheiße!

Das Telefon klingelt. Vielleicht ist es Emil. Oder das Krankenhaus.

TELEFON

»Nelli Grasser.«

»Hi, Große!«

»Ich dachte ... Aber ich bin froh, dass du es bist. Mama liegt immer noch im Bett. Ihr geht es echt nicht gut. Papa, ich schaffe das alles nicht!«

»Dreimal tief durchatmen.«

– – –

»Besser?«

»Ich weiß wirklich nicht, was sie hat!«

»Ich habe heute Morgen mit ihr telefoniert. Sie hat etwas schwach geklungen, schien aber ganz zuversichtlich, dass es schon wieder wird. So was weiß man selbst am besten, glaub mir.«

»Ja, okay. Aber Emil hat nur Schrott eingekauft und er ist so viel weg ...«

»Du bist nun eben nicht mehr der einzige Teenager in der Familie. Du, Große, ich wollte eigentlich nur mal kurz durchklingeln und hören, ob's Anne wieder gut geht und wie ihr klarkommt. Ich bin heute Abend eingeladen.«

»Aber so was kann man nicht essen und außerdem ...«

»Ach komm, Nelli, irgendwas Essbares ist sicher darunter. Wenn nicht, lass dir von Anne mehr Geld geben und geh noch was einkaufen. Weißt du was? Lass uns morgen Abend ausführlich quatschen, ja? Ich muss jetzt wirklich …«

ZU HAUSE

Emil hat seine Drecklatschen auf den Tisch gelegt und futtert die ekligen Dosenwürstchen. Aber vermutlich schmeckt er gar nicht, wie scheußlich sie sind, weil er sie in ein Ketchup-Meer taucht.

Er lacht über mein angeekeltes Gesicht. »Du bist so spießig, Nelli«, sagt er.

Auf so einen Schwachsinn antworte ich erst gar nicht.

Mira liegt auf dem Sofa, umringt von verlorenem Popcorn, und schläft mit offenem Mund, während Shaun das Schaf gerade ein Törtchen verspeist. Ich nehme ihr die Fernbedienung ab und schalte das Zeug aus.

»He«, motzt Emil. »Ich wollte das anschauen.«

Ich zucke die Achseln. »Mira?« Sie rührt sich nicht, obwohl ich sie am Arm rüttle.

Irgendwie muss ich sie ins Bett transportieren. Aber ich weiß nicht, wie. Zum Schleppen ist sie mir inzwischen zu schwer.

»Emil, hilfst du mir mal?«

Keine Antwort.

»Mira muss irgendwie ins Bett!« Ich klinge allmählich verzweifelt.

»Warum eigentlich?« Wenn er redet, kann ich den Würstchenmatsch in Emils Mund sehen. Plötzlich ist mir schlecht.

»Vielleicht weil sie sich fürchtet, wenn sie aufwacht und allein im Wohnzimmer liegt!«, schnauze ich ihn an.

»Kannst ja auch hier pennen!«, schlägt er vor.

Dann schnappt er sich eine Tüte Chips und geht. Seinen mit Ketchup bekleckerten Teller und das Glas lässt er einfach so stehen.

Ich gehe auf die Dachterrasse hinaus, um noch ein wenig zu lernen. Aber ich kann mich nicht konzentrieren.

Die Straßenlaternen gehen an, in manchen Fenstern brennt Licht, gelb oder bläulich. Leichter Wind bläst mir die Haare aus dem Gesicht. Ich komme mir vor wie in einem Albtraum. Von einem Tag auf den anderen hat sich mein Leben total verändert. Einfach umgedreht. Aber vielleicht hat mein Vater recht, Mama weiß sicher am besten, wie es ihr geht. Vielleicht ist morgen wieder alles normal. Ich muss das einfach glauben!

Deshalb trage ich Emils Reste in die Küche und gehe Miras Decke und ihren Schmuseaffen holen. Ballergeräusche aus Emils Zimmer. Hätte ich mir ja denken können, dass er spielt. Sein Problem.

Noch einmal nach meiner Mutter schauen. Erst denke ich, sie ist aufgestanden. Dann sehe ich, dass sie sich zu einem kleinen Knödel zusammengerollt hat.

»Mama?«

»Kalt«, sagt sie. »Ist es schon Winter?«

Der Wind lässt die Jalousie zittern.

»Nein«, sage ich, »aber ich mache das Fenster zu.«

Sie sieht durch mich hindurch, als ich ihr eine gute Nacht wünsche. Vielleicht kommt Marion ja früher? Ich spreche ihr morgen gleich mal aufs Band ...

Blöderweise liegt Mira auf der größeren Couch und mir bleibt nur die kleine. Ich kann die Beine gar nicht richtig ausstrecken. Mira atmet laut. Ich fühle mich hellwach. Wirre Gedanken in meinem Kopf. Deshalb hole ich mir einen Roman und lese, bis mir die Augen zufallen.

»Emil, wo ist eigentlich das ganze Geld?«, frage ich am nächsten Morgen.

»War nicht so viel ...«, murmelt er.

»Sag mal, spinnst du? Das war eine ganze Menge!«

»Du weißt ja gar nicht, wie teuer Essen ist.« Er sieht mich nicht an, stochert in seinen knirschenden Cornflakes herum.

Ich beiße in eines der gruseligen Croissants, obwohl ich ja eigentlich beschlossen habe, dass ich eine Diät mache. Jetzt, wo meine Eltern sich nicht einmischen können, wäre das ideal. Ach, egal.

»Klar, dieses Junkfood hier hat hundertsechzig Euro gekostet!«

»Fast«, sagt er, »ich war unterwegs noch auf einen Hamburger.«

»Und morgen kommt der Weihnachtsmann.«

»Es ist doch gar nicht Winter!«, mischt Mira sich entrüstet ein. »Der Weihnachtsmann kommt noch lange nicht.«

»Genau.« Genervt wedle ich mit der Hand und wische Miras Cornflakes vom Tisch. Jetzt bin ich froh, dass keine Milch da ist.

Mira kreischt los.

»Kann ich den Kassenzettel mal sehen?«, frage ich Emil, ohne mich um Mira zu kümmern.

»Du bist so eine verdammte Wichserin!«, ruft Emil mit rotem Gesicht. »Du kannst den Rest haben!«

Er knallt sein Portemonnaie auf den Tisch, schnappt sich zwei Croissants und läuft Richtung Tür.

Mira sieht ihm mit offenem Mund nach.

Das Portemonnaie ist schmierig-klebrig. Und es beinhaltet nur noch knapp zwanzig Euro. Ich fasse es nicht! Und Papa geht nicht an sein Handy.

Meine Mutter schläft noch. Sie gibt ein leises, röchelndes Geräusch von sich.

»Mama!« Ich rüttle sie ein wenig am Arm.

Sie macht die Augen auf und dann wieder zu.

»Ich brauche dich! Emil tickt völlig aus.«

Sie rührt sich nicht.

»Er hat das ganze Geld für irgendwas verbraucht. Keine Ahnung, für was.«

Wieder dieses Atmen.

»Wieso bin ich hier eigentlich der Depp für alles?«, zische ich. »Du hast angeblich eine Grippe und bist total daneben und Papa ist weg und ich, ich muss alles machen!«

Noch immer keine Reaktion.

Ich rüttle kräftiger an ihrem Arm.

»Mama, wo bist du?«, rufe ich.

Als ich ihren Arm loslasse, fällt er schlapp aufs Kissen zurück.

»Ach Scheiße, verdammte!«

Da bemerke ich Mira. Mira, die in der Tür steht und weint. Dicke Tränen laufen ihre Wangen hinunter.

Ich drehe mich um, gehe zu ihr hin, nehme sie in den Arm. Sie schlingt ihre dünnen Kinderarme um meinen Hals, drückt so fest, dass ich das Gefühl habe zu ersticken.

»Warum schimpfst du Mama?«, fragt sie.

»Tut mir leid.«

Sie trocknet ihre Tränen an meinem T-Shirt. Ich fühle, wie es feucht wird.

»Mama ist doch krank, oder?«, fragt sie schniefend.

»Ja«, sage ich. »Aber es wird ihr bald besser gehen.«

Nur leider gibt es dafür nicht das geringste Anzeichen.

»Mira, geh schon mal vor und zieh deine Schuhe an«, sage ich.

»Nicht mehr mit Mama streiten«, sagt sie.

»Nein, mache ich nicht.«

»Versprochen?«

»Versprochen.« Streiten ist auch schwer mit jemandem, der nicht reagiert.

Anstatt aus dem Zimmer zu gehen, geht sie auf unsere Mutter zu und nimmt ihre Hand. »Tschüss, Mama, werde schnell wieder gesund!«, flüstert sie. »Soll ich dir einen Kuss auf die Wange oder auf die Nase geben?«

Natürlich bekommt sie keine Antwort.

»Dann beides«, sagt Mira und schmatzt Küsschen.

Als sie endlich auf dem Flur ist, gehe ich noch einmal zum Bett.

»Mama?«

Stille.

»Ich rufe einen Doktor an und frage, ob er herkommen kann«, sage ich.

Sie zuckt zusammen. »Das ist nicht nötig«, sagt sie leise.

»Natürlich ist es nötig!«, sage ich und finde es komisch, dass auf einmal unsere Rollen vertauscht sind.

»Nein.« Ihre Hand schnellt vor und hält meinen Arm fest. Sie kommt mir dünn vor, fast krallenartig. Aber vermutlich bilde ich mir das nur ein, weil ich so erschrocken bin.

In ihren Augen meine ich so was Ähnliches wie Angst zu sehen.

»Bitte, Mama, wir brauchen dich doch«, sage ich.

Sie seufzt. »Ich gehe hin«, sagt sie dann, leise.

»Versprochen?«, frage ich. Genau wie Mira.

Sie nickt.

»Dann bis heute Mittag«, sage ich und befreie meinen Arm wieder.

Sie sagt: »Ciao«, und ich fühle mich besser, habe ein wenig Hoffnung.

WELT

Mira quengelt, als ich sie in der Kita zurücklasse. Ihre momentan beste Freundin kommt heute nicht. Ich sage gar nichts und ernte natürlich vorwurfsvolle Blicke von Judith, als ich Miras Klammerhände immer wieder von mir wegschiebe. Es ist mir egal. Miras eine Hand ist klebrig. Ich hoffe, sie macht keine Flecken auf mein Shirt.

Komischerweise treffe ich in der Straßenbahn schon wieder Emil.

»Du kommst zu spät!«, sage ich.

»Du bist nicht meine Mutter!« Er grinst mich frech an.

»Was hast du eigentlich mit dem ganzen Geld gemacht?«

»Geht dich überhaupt nichts an!«

Ich zucke die Achseln, habe keine Zeit, mich um seinen Schwachsinn zu kümmern. Am Ende schreiben wir heut noch irgendeine Prüfung. Ich muss mich konzentrieren. Gestern bin ich nicht richtig zum Lernen gekommen.

»Was meinst du, wie viele Tussen der in Holland fickt?«

»Emil, halt die Klappe!«, zische ich.

Er lacht. »Schau mal.« Er zeigt mir sein iPhone.

»Ich seh nichts.«

Er dreht es langsam hin und her. Zwei Menschen. Mein Vater und die Doktorantin. Knutschend im Gebüsch neben einem großen Stein. Vermutlich am alten Friedhof also. Ihre Hand an seinem Hosenknopf. Seine unter ihrem T-Shirt. Das kann nicht sein!

Emil lacht noch einmal laut auf.

Dann zeigt er mir das nächste Foto. Ich schaue schnell weg. Dann wieder hin. Der nackte Po meines Vaters. Ein ebenso nacktes Bein der Doktorantin.

»Ich will das nicht sehen!« Ich beiße mir auf die Lippe, würde am liebsten losheulen.

»Dein Pech.« Er steckt das Telefon wieder ein und tut, als wäre das Ganze völlig normal.

Plötzlich kommt mir ein Verdacht. »Hast du das etwa Mama gezeigt?«

»Bist du verrückt?« Er ist ehrlich entsetzt.

»Wann war das denn?«

»Erinnerst du dich an das Meeting, zu dem er so plötzlich musste? Als wir zum Abschiedsessen gehen wollten?«

Ich schlucke. Mama hat uns damals getröstet, Mira und mich, und Emil ist noch mal nach draußen gegangen. Angeblich um mit seinen Kumpels ein paar Körbe zu werfen.

Ich dachte immer, meine Eltern wären glücklich zusammen. Vielleicht war das so eine Art »Ausrutscher«? Das hört man schließlich oft. Aber eklig ist es trotzdem!

»Wie hast du das rausgefunden?«

»War ganz einfach. Sah doch jeder, dass da was im Busch ist. Und ich hab sie mal knutschen gesehen. Im *Schwarzsauer.*«

»Aber warum hast du das fotografiert?«

»Wer weiß, vielleicht kann ich das noch mal brauchen ...«

Ich fasse es nicht. Das ist nicht mehr der Emil, mit dem ich eine Autorennbahn durchs Wohnzimmer gebaut habe, der kleine Bruder, mit dem ich früher Kleider getauscht und dann Hochzeit gespielt habe, der, mit dem ich noch immer jedes Sylvester darum wette, wer die lautesten Kracher zustande bringt.

Ich kann ihn nicht anschauen. Kann nicht mehr in sein grinsendes Gesicht sehen.

Deshalb schüttle ich mein Haar nach hinten und gehe, gehe einfach in den hinteren Teil der Straßenbahn. So weit weg von ihm wie nur möglich.

»Gefühle sind Energien«, sagt mein Vater immer, »allerdings senden sie auch wieder Energien aus. Wenn du also Angst zeigst, weckst du in deinem Gegenüber ein entsprechendes Gefühl. Deshalb ist es wichtig, sich auf die Gefühle zu programmieren, die einem helfen.«

Ich versuche, mich auf Schule zu programmieren, auf die Nelli, die ich immer war.

»Hi!« Clara hängt sich bei mir ein. »Ich vermisse dich echt am Morgen. Das mit dem Fahrrad ist auch irgendwie doof. Ich glaub ich nehme wieder die Bahn. Dafür gehen Moritz und ich dann am Wochenende zusammen radeln, raus aus der Stadt.«

»Was ist das eigentlich mit dir und Moritz?«

Sie wird rot. »Ich liebe ihn«, sagt sie dann. Einfach so. »Weißt du, alles vorher war nur Kinderkram. Mit Moritz ist das was anderes, er ist ... Also, ich kann ihm fast alles sagen und er erzählt mir auch viel und er ist so süß schüchtern manchmal.«

Ich lächle ein wenig, weiß auch gar nicht, was ich dazu sagen soll. Vielleicht könnte es ja mit Sam und mir genauso werden. Vielleicht könnte ich ihm ja wirklich Dinge von mir erzählen.

»Wo ist eigentlich Lou?«, frage ich.

Clara zuckt die Achseln. »Die ist total komisch in letzter Zeit. Weißt du, was sie hat?«

Ich schüttle den Kopf.

Irgendwie scheint gar nichts mehr so wie früher zu sein.

Auf dem Weg zum Klassenzimmer treffe ich Emil. Einen Moment lang begegnen sich unsere Augen. Er sieht jetzt eher ein wenig verlegen aus, längst nicht mehr so selbstsicher wie vorhin, als er mir die Fotos gezeigt hat. Schnell schaue ich weg. Hier in der Schule möchte ich so wenig wie möglich an zu Hause denken, hier brauche ich meinen Kopf für andere Dinge. Allerdings ist das gar nicht so einfach.

Wenn Emil unserer Mutter die Fotos gar nicht gezeigt hat, woher weiß sie das mit Papa dann? Vielleicht hat er es ihr ja gesagt und sie spielen uns was vor? Aber dann wäre das Ganze doch ernster.

Am anderen Ende des Flurs sehe ich Sam. Er sieht wirklich süß aus so im Gegenlicht. Ich mag seine große Nase und wie die Sonne seine Haare zum Leuchten bringt. Vielleicht sollte ich ihn in der Pause einfach mal ansprechen.

Meine Knie sind ein bisschen wackelig, als ich zu Sam und Jochen hinübergehe.

Ich spüre die Blicke von Lou, Clara und Moritz im Rücken. Lou meinte, ich würde mich nicht trauen. Pah.

Ich sehe, wie Moritz Sam mit dem Ellenbogen anstößt. Sam, der gerade was gesagt hat, hält mit offenem Mund inne.

Ich lächle die beiden an, wippe ein wenig mit den Hüften beim Gehen.

Sams Mund klappt zu.

»Hi«, sage ich.

Jochen grüßt zurück, aber Sam nickt nur.

»Weiß einer von euch eigentlich, wo wir in Spanien untergebracht sind? Hoffentlich nicht wieder in so einer schrägen Jugendherberge …«, sage ich.

Jochen nickt eifrig. »Ja, die in England war daneben.«

Sam sieht mich einfach nur an. Ich werfe die Haare zurück.

»Ich glaube«, sagt Jochen, »es ist so eine Art Ferienhotel.«

»Also keine geschlechtergetrennten Häuser?« Ich lache, finde mein Lachen aber selbst ziemlich künstlich.

Sam grinst mich an. »Nee, ich denke nicht.«

»Und dann noch die Kretzschmar als Aufsicht«, schwärmt Jochen. »Da können wir sicher Party machen.«

Sam zieht die Nase kraus, so als fände er das mit der Party nicht ganz so toll.

Aber Jochen fängt an, von den Partys zu erzählen, die er angeblich in den Sommerferien in seinem *Robinson Club* alle gefeiert hat.

Ich höre nicht wirklich zu, schaue mir einfach nur Sam an.

Und Sam sieht mich an.

Ich kann mir vorstellen, ihn zu küssen, kann mir vorstellen, mit ihm über die Schule zu reden. Aber über meine Mutter? Über Emil? Nee, darauf habe ich wirklich keine Lust. Es macht mehr Spaß, ihn zu reizen, zu sehen, wie er mich ansieht, wenn ich den Busen rausstrecke oder mir durch die Haare fahre.

Als es klingelt, streift Sams Arm wieder kurz den meinen.

»Wir sollten uns mal treffen«, sagt er. »Morgen?«

Ich will gerade zusagen, da fällt mir die Krankheit meiner Mutter wieder ein. Mit Mira im Schlepptau kann ich nicht bei ihm aufkreuzen. Außerdem ist es gut, wenn man Jungs ein wenig zappeln lässt. »Dieses Wochenende kann ich nicht«, sage ich. »Aber nächste Woche gern.«

Nach der Schule geht Lou mit mir zum Einkaufen.

Emil hat recht: Essen ist wirklich teuer. Allerdings sind wir ja auch in einem Bio-Supermarkt. Fast mein ganzes Taschengeld geht drauf, nur um das bisschen Essen zu bezahlen. Ich könnte Emil umbringen!

Also packe ich die Taschen und renne fast in einen Yuppie hinein, der jede Tomate einzeln in einer Plastiktüte verpackt hat. Im Bio-Markt.

»Hoppala, junges Fräulein«, sagt er auch noch und ich strecke ihm beinahe die Zunge raus.

Keuchend kommt Lou hinter mir her. »Was hast du denn?«, fragt sie.

»Warum ist der Kram nur so teuer«, schimpfe ich.

»Das kriegst du doch sicher von deiner Mutter zurück!« Lou legt mir eine Hand auf die Schulter.

Ich weiche ihr aus und laufe fast gegen einen Laternenpfahl.

Sie lacht. »Mensch, was bist du nervös heute!«

Ich versuche, an das Atmen zu denken, dreimal tief.

»Ich kann Supermärkte nicht ausstehen«, behaupte ich.

Sie grinst. »Schick nächstes Mal halt wieder Emil.«

Ich verdrehe die Augen. Sie fand Emils Esseneinkäufe nämlich gut, als ich ihr davon erzählt habe.

»Was er wohl mit der Kohle gemacht hat?« Lou schüttelt den Kopf.

»Das krieg ich schon noch raus«, sage ich.

ZU HAUSE

Meine Mutter ist tatsächlich aufgestanden. Leider.

Sie kommt mir und Lou entgegen, als wir die Taschen mit den Einkäufen in die Küche schleppen wollen. Lou bleibt stehen und starrt sie erst mal an, bevor sie Hallo sagt. Meine Mutter nickt nur kurz und verschwindet in Richtung Dachterrasse.

»Was hat sie denn?«, fragt Lou.

»Grippe«, sage ich und merke selbst, wie blöd das klingt.

Lou zuckt kurz die Achseln, dann sagt sie: »Scheint 'ne schwere zu sein.«

Ich nicke. »Sie war heute beim Arzt.«

»Na dann.«

Wir räumen die Sachen ein, und Lou hat es ziemlich eilig, rauszukommen. Ihr ist plötzlich eingefallen, dass sie heute ganz gerne zum Taekwondo-Training gehen würde. Der süße Student, der ihrer Nachbarin Nachhilfe gibt, macht dabei nämlich mit.

»Gute Besserung an deine Mutter!«, ruft sie. Dann ist sie fort. Die Tür zittert noch nach.

Ich gehe auf die Dachterrasse.

Die Bürste meiner Mutter ist offenbar noch immer verschwunden. Und sie trägt wieder ihr Nachthemd. Mitten am Tag. Sie sieht nicht aus wie sie selbst. Eher wie ihre ältere, kranke Schwester oder so.

Ich lasse mich neben ihr auf den Stuhl fallen. Sie zuckt zusammen.

»Was sagt der Doktor?«

Sie sieht mich ratlos an.

»Warst du heute nicht dort?«

»Ach, ich geh morgen«, sagt sie.

»Du hast es versprochen!«

»Ich fühle mich gerade besser, viel besser«, sagt sie und sieht überhaupt nicht so aus. »Ich koche uns was Feines zum Abendessen. Wo ist denn Mira?«

»Es ist erst drei. Ich hole sie später ab.«

Meine Mutter steht auf. Ihre Bewegungen sind langsamer als sonst. »Ich koche uns was Feines«, wiederholt sie.

Ich beiße mir auf die Lippe, kann das nicht ertragen. Ich muss nachdenken. Und hier raus.

DER SPINNER

Er ist wieder da. Diesmal sitzt er aber nicht auf dem Baum, sondern liegt mitten in der Wiese. Ich bemerke ihn erst, als ich ganz dicht vor ihm stehe.

»Hallo«, sagt er. Gerade so, als würden wir uns kennen.

Ich nicke kurz und gehe dann weiter. Spüre seinen Blick im Rücken.

Er macht mich nervös. Normalerweise rede ich nicht mit Spinnern.

Ich stolpere beinahe über einen Stein, als ich mich auf die Bank setze.

Er sieht immer noch zu mir herüber, winkt mir zu.

Ich verdrehe die Augen. Wenn man älter ist als sechs, winkt man nicht mehr.

Dann lehne ich mich zurück, schaue in den Himmel. Grüne Blätter bewegen sich vor hellblauem Hintergrund. Komischerweise ist mir das noch nie aufgefallen. Oder zumindest schon lange nicht mehr. Sie rascheln sogar ein klein wenig im Wind. Irgendwie beruhigend.

Knirschen von Rädern auf Kies, ein meckerndes Baby. Jogger. Sonnenwärme auf meinen Wangen.

Schritte. Jemand setzt sich neben mich. Ausgerechnet.

»Hallo.« Wieder er.

»Hi«, sage ich.

Und irgendwie ist das so komisch, dass ich es fast schon wieder cool finde. Aber nur fast.

»Ich heiße Elias«, sagt er.

»Nelli.«

»Passt zu dir.«

Ich zucke die Achseln.

»Nelli hieß ein Mädchen in einem Buch, das mir meine Mutter vorgelesen hat, als ich klein war.«

Mann, kann er nicht die Klappe halten? Wie soll ich da nachdenken?

»Soll ich dir mal was zeigen?«, fragt er und sieht dabei total eifrig aus.

Ich schüttle heftig den Kopf, sehe ihn nicht an. Spätestens jetzt müsste er doch kapieren, dass ich nicht interessiert bin.

»Du siehst aus, als würde es dir guttun, etwas Schönes zu sehen!«

Jetzt bin ich wirklich genervt. »Sag mal, machst du das immer?«

Er setzt einen völlig harmlosen Blick auf. Gerade so, als wäre er erst vier oder fünf. »Was denn?«

»Mädchen auf diese Art anquatschen?«

»Ehrlich gesagt, nicht nur Mädchen. Ich suche mir

jeden Tag jemand Interessantes raus und spreche ihn oder sie an. Echt spannend. Ich sammle Geschichten.«

»Und das läuft gut?«, frage ich spöttisch.

Er grinst. »Meistens ja. Ich habe schon wirklich spannende Dinge gehört. Gestern hat mir eine Frau erzählt, dass sie gerade ihren Job verloren hat. Einfach so, nach fast acht Jahren. Und vorgestern hat mir ein Opa vom Krieg erzählt, davon, wie er als kleines Kind hier in den Luftschutzbunker gegangen ist.« Er zeigt auf den Hügel am Ende des Parks.

Jetzt sieht er mich an. Erwartungsvoll irgendwie.

»Bei mir gibt's nichts Spannendes«, sage ich.

»Glaub ich nicht.«

Plötzlich brennt eine Sicherung in mir durch. »Okay. Meine Mutter liegt den ganzen Tag im Bett, manchmal besäuft sie sich, und sie weigert sich, zum Arzt zu gehen, ich habe keine Ahnung, warum. Mein Vater ist auf Auslandssemester in den Niederlanden, benimmt sich plötzlich ganz seltsam und sagt immer nur: Alles wird schon wieder gut. Mein kleiner Bruder, der nur Schrott zum Essen einkauft und einen Haufen Geld für weiß der Teufel was ausgegeben hat, hat fotografiert, wie mein Vater auf dem Friedhof mit seiner Doktorantin Sex hat, und ich bin für alle der Arsch vom Dienst!«

Ich habe gar nicht gewusst, dass ich so wütend bin. Vermutlich haut er jetzt ab. Wer will schon so was hören?

»Uff«, sagt er. »Ganz schönes Päckchen.«

Ich starre ihn an, warte darauf, dass er irgendeine Ausrede hervorkramt und sich verdrückt.

»Ich denke, du bräuchtest wirklich dringend was Schönes zur Abwechslung.«

Ich sehe ihn einfach nur an. Seltsam, der Typ.

»Kommst du nun mit?«

»Spinnst du?«, fahre ich ihn an. Krasse Art, jemanden abzuschleppen.

»Oh.« Plötzlich wirkt er verlegen. »Das kam jetzt wohl falsch rüber. Ich wollte dir nur was zeigen. Hier im Park. Und zwar Blumen, aber ganz besondere Blumen.«

»Blumen?«

»Komm!« Er steht auf.

Ich schüttle den Kopf, fasse es wirklich nicht. Wer hat so was schon gehört? Ich huste.

»Wenn man offen ist für neue Erfahrungen, ist das Leben viel spannender!«, sagt er.

Ich huste noch einmal. Habe mich irgendwie verschluckt. Dieser Typ hat sie wirklich nicht mehr alle. Vielleicht sollte ich mit ihm mitgehen, dann hätte ich was Lustiges zu erzählen. Man wählt die eigenen Erfahrungen aus, sagt mein Vater. Vielleicht kann ich wählen, Spaß zu haben, kann wählen, was ich meinen Freundinnen erzähle, kann wählen, dass wir zusammen lachen. Vielleicht vergisst Lou dann, wie meine Mutter heute drauf war …

Ich stehe auch auf und gehe nicht weg, obwohl mir das am liebsten wäre. Stattdessen schlendere ich neben ihm her auf den Hügel zu.

»Bist du jeden Tag hier?«, frage ich. Je mehr verrückte Details, desto besser.

»Fast jeden. Ich bin gerne in der Natur. Und hier kann ich mir manchmal einbilden, es wäre keine Stadt rund um den Park.«

»Kommst du vom Land?«, frage ich. Wer könnte sich sonst wünschen, dass um den Park herum keine Stadt wäre ...

»Nein«, sagt er. »Ich bin hier geboren. Aber früher waren meine Mutter und ich oft draußen unterwegs. Fast jedes Wochcnende, um genau zu sein.«

»Habt ihr ein Haus in Brandenburg?«

Er lacht. »Wir hatten einen Biwaksack.«

Ich habe keine Ahnung, was das sein soll. Aber egal. Wir gehen steil den Hügel hinauf, einen Kiesweg entlang und werden von zwei schnaufenden Joggern überholt. Einer ist krebsrot. Sogar an den dicken, behaarten Waden.

»Es gibt ein Buch von Astrid Lindgren, darin läuft ein Junge vom Heim weg und schließt sich einem Landstreicher an. Die beiden übernachten in Scheunen und singen, um Geld zu verdienen. Das war immer mein Vorbild.«

»Du kennst dich wohl gut aus mit Kinderbüchern«, sage ich spöttisch.

Er scheint gar nicht zu merken, dass ich ihn verarsche. »Meine Mutter«, erzählt cr, »war gegen das Fernsehen. Und weil ich als Kind zu faul zum Selberlesen war, hat sie mir ständig vorgelesen.«

»Und habt ihr dann auch für Geld gesungen?«

»Nein.« Wieder nimmt er mich völlig ernst. »Uns hätte höchstens jemand was gegeben, damit wir aufhören. Ich singe zwar gern. Aber nur in der Dusche.«

Komischerweise werden meine Ohren ziemlich heiß, als ich mir ihn in der Dusche vorstelle. Deshalb sage ich schnell: »Meine Mutter hat eigentlich auch viel vorgelesen. Bevor ich zur Schule ging. Später nur noch, wenn ich krank war. Mein Vater meint, Kinder sollten eigentlich selbst lesen.«

»Auch eine Art, sich zu drücken«, meint er.

»Mein Vater hat sonst viel mit mir gemacht. Und deiner?«

»Sehr früh abhandengekommen«, meint er fröhlich.

»Vermisst du ihn?«

»Ich kenne ihn nicht.« Er zuckt die Schultern. »Ich war damals so minus sechs Monate. Ihm ist laut meiner Mutter plötzlich eingefallen, dass er frühestens mit vierzig Vater werden will.« Er biegt einen Busch zur Seite und zeigt auf einen kleinen Trampelpfad. »Hier geht's lang.«

Seine Hand berührt kurz meinen Arm, als er mich vorbeilässt. Ich bekomme Gänsehaut. Vermutlich ist es kalt hier. Langsam gehe ich hinter ihm her. Als er unter einem tief hängenden Ast durchschlüpft, kann ich seinen Hals unter den roten Locken sehen. Auch hier hat er Sommersprossen.

Ich muss verrückt geworden sein, schleiche hier hinter einem wildfremden Jungen durchs Gebüsch.

Er könnte schließlich sonst was mit mir vorhaben. Aber andererseits bin ich nicht viel kleiner als er und er sieht ziemlich schmächtig aus. Ich denke, ich würde mit ihm fertig werden. Außer er macht Kampfsport.

»Machst du eigentlich Sport?«

»Sport?« Er bleibt abrupt stehen. »Tai-Chi. Aber erst seit Kurzem. Du?«

»Handball und dann Tanzen in der Schule.«

»In welcher Schule bist du denn?«

»Phorms.«

»Oh. Privatschule. Dachte ich mir schon, dass deine Eltern Kohle haben. Was treibst du dann hier in Wedding?«

»Wieso dachtest du das?«

Er lacht. »Das, was du anhast, kostet so viel, wie meine Mutter in einer Woche verdient. Mindestens.«

Ich schlucke. »Und du?«, frage ich dann.

»Gymnasium. Ganz normales, hier gleich um die Ecke. Wir haben's übrigens fast geschafft.«

Er bleibt stehen. Mitten im Gebüsch. Ich stolpere beinahe in ihn hinein, kann ihn einen Moment lang riechen. Er riecht irgendwie nach Seife und ein klein wenig nach Schweiß. Nicht unangenehm. Aber trotzdem. Kein Deo tragen ist eklig.

»Na, was sagst du?« Stolz sieht er mich an.

Ich sehe überhaupt nichts. Nur die dunkleren Pünktchen in seinen Augen.

Er grinst. »Du musst schon nach unten schauen.«

Und wirklich sind da fast direkt vor seinen Füßen vier kleine, weiß-silbrige Blumen, die ein wenig flaumig aussehen.

»Edelweiß«, sagt er. »Wie in den Alpen. Keine Ahnung, wie die hierherkommen.«

Ich beuge mich vor, sehe mir die Dinger genauer an.

»Manchmal entdeckt man solche Wunder wie dieses. Wenn man genau hinschaut«, sagt er.

Ich verstehe wirklich nicht, was an diesen komischen Blumen dran sein soll. Und dafür bin ich durch die Büsche geschlichen? Lou und Clara werden sich kringeln vor Lachen.

Mist, ich muss Mira abholen. Ich will auf keinen Fall wieder von Judith beschimpft werden. »Ich muss los«, sage ich.

»Schade«, sagt er. »Es gibt hier noch mehr Wunder.«

Darauf kann ich nun wirklich gut verzichten.

»Ich muss meine kleine Schwester von der Kita abholen. Höchste Zeit«, erkläre ich, obwohl ich ihm doch eigentlich überhaupt keine Erklärung schuldig bin.

»Na dann!« Ohne sich noch einmal nach mir umzudrehen, geht er vor mir her den Weg zurück.

Schließlich stehen wir uns auf dem Kiesweg gegenüber.

Irgendwie weiß ich nicht, was ich sagen soll.

Er lächelt und fragt: »Kommst du mal wieder?«

Ich zucke die Achseln. »Mal sehen.«

»Würde mich freuen.«
»Hmhm.«
»Tschüss, Nelli.«
»Tschüss.«
»Elias«, sagt er.
Ich grinse. Für mich wird er »der Spinner« bleiben.

ZU HAUSE

»Mama ist aufgestanden«, habe ich Mira beim Abholen erklärt. »Aber sie ist noch nicht ganz gesund.«

Mira war so glücklich darüber, dass sie den ganzen Nachhauseweg gesungen hat. Und auch ich habe gehofft, dass es Mama jetzt wirklich besser geht.

»Mama!«, ruft Mira und schleudert ihren Kindergartenrucksack über das Parkett.

Ich ziehe mir gerade die Schuhe aus und sie ist schon unterwegs in Richtung Küche. Langsam folge ich ihr.

Mira steht an Mamas Bein gelehnt da. Mama hält eine halb geschälte Kartoffel in der Hand und sieht zum Fenster hinaus. Vor ihr liegen drei weitere.

Sonst ist da nichts. Kein dampfender Topf. Nichts.

Ich war fast drei Stunden lang weg.

Und sie schält drei Kartoffeln.

»Mama, ich bin so froh, dass es dir besser geht«, plappert Mira, »liest du mir dann wieder vor?«

Meine Mutter legt das Messer und die Kartoffel weg, streicht Mira wie in Zeitlupe und sehr sanft über das Haar.

Mira schlingt beide Arme um sie und sie verliert beinahe das Gleichgewicht.

»Mira, du musst noch vorsichtig mit Mama sein«, sage ich und meine Stimme krächzt. »So ganz gesund ist sie noch nicht.«

»Ich hab dich so lieb«, sagt Mira und drückt noch fester.

Die Hände meiner Mutter streicheln automatisch weiter, ganz gleichmäßig.

Mein Magen gibt ein brummelndes Geräusch von sich.

»Wie wäre es, wenn ihr einen Film anschaut und ich mache hier weiter?«, schlage ich vor.

»Au ja!«, ruft Mira und zieht an der Hand unserer Mutter.

Ich nehme behutsam die andere. Sie ist kühl und so knochig. War meine Mutter schon immer so knochig? Kürzlich erst stand sie doch seufzend vor dem Spiegel, weil sie einen leichten Bauchansatz bekommen hat. Mein Vater meinte, dass der vom Seufzen auch nicht verschwindet und was denn mit dem Abo vom Fitnessstudio sei. Ich glaube nicht, dass sie seitdem dort war. Aber der Bauch ist trotzdem weg.

Am Ende sitzen dann nur Mira und ich am Tisch.

Emil ist noch nicht nach Hause gekommen und meine Mutter ist wieder im Bett verschwunden. Ich weiß nicht, was sie dort die ganze Zeit tut. Kein Mensch kann dauernd schlafen, oder?

Wir essen schweigend einen Riesenberg selbst gemachte Pommes mit Emils Ketchup.

»Warum ist Mama so traurig?«, sagt Mira plötzlich.

Ein Kartoffelstück bleibt in meinem Hals stecken. Ich huste.

Gerne würde ich sie fragen, woher sie das weiß. Und wie sie es schafft, einen so einfachen Satz aus einer so komplizierten Situation zu machen, der auch noch genau zutrifft. Warum ist sie so *traurig*? Ist es das, was mit Mama los ist?

Mira sieht mich immer noch an, wartet auf eine Antwort. Und ich weiß genau, dass ich sie nicht so einfach abspeisen kann mit einem »das wird schon wieder«.

Mein Vater, der eine andere küsst. Mein Bruder, der das auf dem Handy aufnimmt und sich in einen Erpresser verwandelt hat. Sachen, die einen doch wütend machen müssen. Ich kann mich nicht erinnern, wann ich meine Mutter wütend gesehen habe. Höchstens auf sich selbst. Sie beschimpft sich, wenn sie den Schlüssel verlegt hat, wenn sie zu viel Geld für neue Schuhe ausgegeben oder es wieder nicht geschafft hat, ins Fitnessstudio zu gehen. Meine Mutter streitet nicht. Sie wird traurig. Schon immer. Aber niemals so traurig wie jetzt. Meistens ist es ein Stillwerden, ein Sichzurückziehen. Was ist es, was meine Mutter wirklich fühlt? Wer ist sie eigentlich, und wer war sie, bevor ich hier war?

»Ich weiß es nicht«, sage ich zu Mira. Und zu mir selbst.

TELEFON

»Hallo, meine Große.«

»Mama geht es immer noch nicht besser.«

»Oh. War sie schon beim Arzt?«

»Sie …«

Im Hintergrund eine Frauenstimme, die deutsch spricht und mir irgendwie bekannt vorkommt. Ich verstehe einzelne Worte: »Abendessen« und »später«.

»Wer ist denn das?«

– – –

»Die Frau hinter dir?«

»Ach, Deena natürlich. Ich habe sie als Assistentin mitgenommen.«

– – –

»Hallo, Nelli? Bist du noch dran?«

»Ich muss dann …«

»Keine Zeit für den alten Papa?«

»Ich muss …«

»Gehst du zu einer deiner Freundinnen?«

»Äh, ja klar. Film schauen bei Clara.«

»Gibst du mir schnell mal Anne?«

»Schläft gerade. Sie war heute beim Arzt. Da ist morgen sicher alles wieder okay. Er hat ihr irgendein starkes Medikament gegen die Grippe gegeben. Davon wird man müde.«

»Ja, klar.«

»Sie sagt, morgen ist sie wieder ganz die Alte.«

»Vielleicht hat wenigstens Mira kurz Zeit?«

ZU HAUSE

Ich stehe neben dem Telefon, hoffe, dass Mira sich nicht verplappert. Aber sie erzählt vom Kindergarten. Kein Wort über Mama.

Mein Kopf tut weh. Irgendwie ist viel zu viel drin. Was macht diese Deena in Holland? Mir ist plötzlich kalt. Ich schlinge meine Arme um mich selbst. Ein Traum, sage ich mir, ein Traum, der schon viel zu lange dauert. Gleich wache ich auf, und alles ist, wie es immer war. Meine Eltern scherzen auf der Dachterrasse, Mira sitzt auf dem Schoß meiner Mutter und Emil spielt heimlich ein Spiel auf seinem Handy. Ich mache mich fertig, um mit meinen Freundinnen noch mal um die Häuser zu streifen und mir dann einen gemütlichen Abend bei Lou zu machen. Einfach weil die keine nervigen Geschwister hat.

»Tschüss, Papa.« Mira legt auf.

»Papa hat gefragt, wo Emil ist. Ich hab einfach weiter vom Kindergarten erzählt. War doch richtig, oder?« Sie hüpft lächelnd an mir vorbei in Richtung Wohnzimmer. Ich wünsche mir, ich wäre wieder fünf.

Dann wäre die Welt einfacher. Dann wäre ich nicht mit dem Mama-Problem allein. Aber wenn diese doofe Deena bei ihm ist, kann ich ihm doch nicht wirklich erzählen, was hier los ist! Das Leben besteht aus Höhen und Tiefen. Man darf nur nicht in den Tiefen stecken bleiben. Sagt Papa. Das ist Mama aber offensichtlich passiert. Sie muss wieder werden, wie sie war. Und Papa zurückholen, dann wird alles vielleicht wieder, wie es sein soll. Ich brauche Marion. Dringend.

»Hallo, hier ist der Anschluss von Marion Krüger. Ich bin zurzeit nicht zu Hause, bitte ...«

Genervt lege ich auf.

Heute hätte sie doch eigentlich heimkommen müssen! Ich versuche es später noch mal.

Ich spiele mit Mira Lego. Ehrlich gesagt, macht es sogar richtig Spaß, weil wir ein gigantisches Haus bauen, ein ganz buntes mit vielen Erkern, das völlig verrückt aussieht. Dem Spinner würde das sicher gefallen, denke ich. Aber eigentlich ist ja völlig egal, was dem Spinner gefällt. Plötzlich habe ich keine Lust mehr.

»Dann spielen wir eben Memory«, quietscht Mira.

Ich bin keine Kindergartentante.

»Kannst du nicht mal allein spielen? Oder vielleicht ins Bett gehen? Es ist schon spät!«

»Schimpft ja keiner«, sagt Mira. »Ich hol mir was zu essen.«

Vielleicht sollte ich Lou anrufen. Vielleicht hat sie ja Lust, nach dem Training noch vorbeizukommen. Aber wie erkläre ich das Chaos? Und dass meine kleine Schwester immer noch rumhüpft? Mensch, ich könnte vielleicht auch einen Film anschauen. Oder sonst was Tolles machen.

Es rumpelt. Dann Klirren.

Schnell laufe ich in die Küche. Mira steht in einer Mischung aus Cornflakes und Scherben.

»Scheiße«, schimpfe ich, »kannst du nicht aufpassen?«

Da fängt sie wieder zu weinen an.

Ich hebe sie aus dem Haufen und trage sie zum Sofa hinüber. Sie ist wirklich ganz schön schwer.

Vorsichtig streichle ich über ihre flaumigen Haare.

Sie schluchzt. »Jetzt sind wir Kinder, die ganz allein sind. Ohne Eltern.«

Ich will schon entgegnen, dass wir doch welche haben. Aber irgendwie fühlt sich das im Moment wirklich nicht so an.

»Komm«, sage ich, »ich bring dich ins Bett.«

Sie schluchzt noch einmal, dann lächelt sie plötzlich. »Vielleicht kannst du ja jetzt meine Mama sein?«

»Dafür bin ich zu jung.«

»Nur im Spiel.«

Ich habe keine Lust, mich mit ihr zu streiten.

Anscheinend habe ich das Telefon nicht gehört, als ich mit Mira in ihrem Zimmer war. Ein Anruf. Marions Stimme auf dem Anrufbeantworter. »Hallo,

Anne. Hallo, meine Süßen. Hier ist es wunderbar. Ich habe gleich noch um eine Woche verlängert. Ich fühle mich wie eine völlig neue Person. Anne, Mensch. Schade, dass du nicht da bist. Tausend Küsse.« Rauschen im Hintergrund. Knattern. Und sie ist weg.

Ich kippe die Cornflakes-Scherbenmischung in eine Mülltüte, die natürlich sofort Löcher bekommt. Verdammt. Ich muss meine Mutter dazu bringen, aufzustehen, zu reden.

Es ist stickig und duster im Schlafzimmer. Meine Mutter ist ein Deckenberg.

»Mama?« Vorsichtig schleiche ich näher an den Deckenberg heran.

Natürlich gibt sie keine Antwort.

Ich strecke meine Hand aus und ziehe die Decke weg.

Sie sieht mich mit großen Augen an.

»So geht das nicht weiter«, sage ich. »Ich muss hier alles machen und sogar rumlügen. Sag mal, was ist eigentlich los?«

Ihre Augen beginnen sich mit Tränen zu füllen.

»Ist was mit Papa?«, bohre ich nach.

Mehr Tränen.

»Meinst du, er liebt dich nicht mehr?«

»Tut er das?« Sie klingt ängstlich. Ein wenig wie Mira.

»Lass dich doch bitte nicht so hängen, Mama.«

»Ich bin zurzeit so unendlich müde. Aber ich bin sicher, es wird bald besser.«

»Einfach so? Von selbst?«

Keine Antwort. Nur weiter diese Tränen. Sie fließen an ihrer Nase entlang, am Mundwinkel vorbei. Sie wischt sie nicht einmal weg.

»Mama, etwas stimmt nicht mit dir. Du musst wirklich was tun.« Ich fühle mich so unendlich hilflos.

»Ich bin so müde.«

»Morgen?«

Ich bilde mir ein, dass sie nickt. Vielleicht auch nur, um wieder aus dem Zimmer gehen zu können. Ich halte das hier nicht mehr aus. Ich habe keine Ahnung, was ich tun soll. Jetzt, wo es noch eine Woche länger dauert, bis Marion zurückkommt.

Emil hat sich im Wohnzimmer breitgemacht. Er hat sich mit Schuhen auf die Couch gelegt, säuft Cola aus der Dose und frisst Chips. Im Fernsehen wird ein Mädchen in meinem Alter von einem halb verwesten Monster gejagt.

»Was …«, fange ich an, aber dann sehe ich, wie das Monster das Mädchen packt und seine Zähne in ihren Bauch schlägt.

»Mach sofort den Mist aus!«, rufe ich.

»Hast du Schiss?« Chipskrümel in seinem grinsenden Mund.

»Es ist einfach nur eklig!«

Das Monster reißt große Fleischstücke aus dem Bauch des Mädchens. Ich versuche, Emil die Fernbedienung zu entreißen. Es gelingt mir nicht. Mittlerweile ist er viel stärker als ich. Dabei war er früher immer der Schmächtige, Kleine.

Das Monster hält irgendwas in der Hand, das der Augapfel des Mädchens sein könnte. Und irgendwas in mir tickt aus. Ich ziehe den Stecker. Das Bild verschwindet. Emil starrt mich mit offenem Mund an.

Ich atme tief aus.

»Du hast sie echt nicht alle, du neurotische Tussi!«, sagt er schließlich.

»Ich denke eher, bei dir stimmt es nicht mehr«, gebe ich zurück. »Als Erstes sagst du mir jetzt mal, was du mit dem Geld gemacht hast.«

Er zuckt die Achseln. »Essen gekauft.«

»Du kleiner Scheißer«, zische ich. »So viel hat der Kram nie gekostet. Und das weißt du genau!«

»Wie nennst du mich?«

»Kleiner Scheißer.«

Er grinst dämlich.

»Und dann diese ekligen Fotos auf deinem iPhone.«

»Muss ja irgendeinen Beweis dafür geben, wie daneben sich unser Alter benimmt!«

Ich weiß nicht, was ich dazu sagen soll. Er hat ja recht, es ist total scheiße, was Papa da tut. Aber diese Fotos machen es auch nicht besser. Oder ungeschehen.

Ich schlucke.

»Ich zeige es ja Mama nicht. So beschissen, wie es der gerade geht ...«, sagt er leise, und seine Stimme klingt wieder ein wenig so wie seine alte, wie die, die ich zu kennen glaube.

Ich nicke und lasse mich aufs Sofa fallen, neben ihn.

»Wir müssen das hinkriegen«, sage ich. »Wenn Papa sie so sieht, dann …«

»… ist er weg«, ergänzt Emil.

»Nein«, ich beiße mir auf die Lippe. »So ist er nicht. Papa hat uns nie im Stich gelassen.«

»Klar«, wieder dieses herablassende Lächeln. »Du denkst ja, er sei ein Märchenprinz.«

»He, dir hat er auch schon tausendmal geholfen, wenn du Ärger hattest.«

»Ärger, ja. Aber du weißt auch, dass er es hasst, wenn man sich hängen lässt.«

Ich nicke. Mein Vater meint, dass man alles aus seinem Leben machen kann, wenn man sich nur genug anstrengt. Es kommt keine Märchenfee, die dir deine Wünsche erfüllt, kein Prinz, der dich vor dem Drachen rettet, sagt er oft. Du musst schon selbst was aus deinem Leben machen.

»Und so, wie Mama jetzt drauf ist …«

»Hast du gewusst, dass diese Deena mit in Holland ist?«

»Echt? Krass!«

Wir sehen uns an.

»Wir müssen was tun!«, sage ich.

»Und was?« Wieder dieser obercoole Blick.

»Wir müssen sie dazu bringen, wieder normal zu werden!«

Er sieht mich mit hochgezogenen Augenbrauen an. Und plötzlich habe ich eine Idee.

»Sie muss ins Spa«, sage ich.

Einen Moment lang sehe ich so was wie Hoffnung in seinen Augen. Dann zuckt er die Achseln. »Wenn du meinst.«

»Morgen«, sage ich.

»Und jetzt lass mich weiter den Film sehen.«

Komischerweise ist es gar nicht so schwer, ihn dazu zu überreden, stattdessen *Matrix* zu schauen. Und so sitzen wir beide da, Beine auf dem Tisch, futtern Chips und trinken Cola. Und ich kann mal vergessen, was gerade ist.

Am nächsten Morgen starten wir unsere Aktion. Emil hat sich die alte Spiegelsonnenbrille unseres Vaters aufgesetzt und bringt mich ein wenig zum Lachen.

Ich rufe im Spa an und reserviere einen Platz für unsere Mutter. Mira und Emil packen schon mal Mamas Badesachen und Handtücher zusammen. Dann gehen wir zu dritt ins Schlafzimmer.

Mira singt: »Was ist das für ein Tag, das ist kein schöner Tag. Doch, doch, das ist ein schöner Tag, weil Mama heut Geburtstag äh Spa hat, hurra, hurra, hurra!«

Keine Reaktion.

Es ist düster im Schlafzimmer, die Luft abgestanden. Einen Moment lang befürchte ich, dass meine Mutter tot ist. Aber das ist natürlich Quatsch.

»Mama, steh auf! Wir haben eine Überraschung für dich!«

Sie sieht uns an. Wieder diese großen Augen.

»Es wird dir gut gefallen!«, ruft Mira und hüpft zu ihr aufs Bett. Mama zuckt nur zusammen und rückt ein Stück weg. Mira scheint es nicht zu merken, sie rückt einfach auf. So lange, bis sie fast auf unserer Mutter drauf sitzt.

»Ein Tag im Spa, mit Massage.« Ich versuche, enthusiastisch zu klingen. Aber so ganz gelingt es mir nicht.

»Ich …«, fängt unsere Mutter an und sagt dann nichts mehr.

»Du wirst dich danach wie neu fühlen«, verkünde ich und komme mir vor wie jemand in einer Werbesendung.

»Na, was ist?«, fragt Emil. »Aufstehen und erst mal duschen? Oder soll ich dir einen Kaffee bringen?«

So höflich habe ich ihn schon lange nicht mehr reden hören.

»Ich bin müde.« Unsere Mutter dreht den Kopf zur Seite.

»Aber Mama, du magst doch Spa!« Mira wirft sich auf sie und schmatzt ihr Küsschen auf den Kopf.

Emil und ich sehen uns ratlos an.

»Ich bin müde«, wiederholt unsere Mutter mit dieser leisen, fremden Stimme. »Ich muss schlafen.«

»Aber es ist acht Uhr und du schläfst schon ewig und wir haben extra das Spa …« Ich merke selbst, wie verzweifelt ich klinge.

»Ich muss jetzt erst mal schlafen«, wiederholt sie.

Und dann schüttelt sie mit einer müden Bewegung Mira einfach so ab.

Mira sieht uns mit großen, entsetzten Augen an.

Emil zuckt die Achseln und dreht sich auf dem Absatz um. »Bringt nichts«, murmelt er beim Hinausgehen.

»Bitte, ich muss schlafen.« Verzweiflung in der müden Stimme.

Ich gehe zum Bett hinüber. »Mama!«, sage ich. »Gib dir einen Ruck! Geh ins Spa, bitte!«

»Schlafen.« Nicht mehr als ein Murmeln.

Ich ziehe sie am Arm. »Mama, du musst was tun!« Meine Stimme überschlägt sich fast.

Sie sieht mich nicht an.

Ich ziehe fester, ziehe sie zum Bettrand hin.

Ihr anderer Arm holt aus und schlägt zu. Nicht fest, aber doch.

Entsetzt lasse ich sie los.

Und Mira weint schon wieder.

»Komm«, sage ich und ziehe Mira am Arm nach draußen.

Ich versuche, meine eigenen Tränen hinunterzuschlucken.

Im Flur schlägt die Haustür. Emil ist fort.

Mira liegt auf meinem Schoß und wir schauen uns zusammen eine Astrid-Lindgren-Verfilmung an. Ich wünsche mir, ich könnte mich noch so im Film verlieren wie Mira.

Wir essen hart gewordenes Brot mit Marmelade. Ohne Butter. Schon wieder ist das Essen fast alle.

»Wir brauchen Geld«, sage ich zu Mira.

Sie reagiert nicht.

»Essen ist fast alle.«

»Ich will Joghurt«, sagt sie mit leiser Stimme.

Ich streichle ihr über die Haare.

»Wir gehen einkaufen.«

Meine Mutter liegt noch genauso da, wie wir sie zurückgelassen haben.

»Mama«, sage ich. »Ich muss einkaufen. Wir haben kein Geld mehr.«

Natürlich reagiert sie nicht.

»Ich brauche deine Pin.« Ich atme tief durch.

Der Geruch im Zimmer ist unerträglich. Aber das ist nicht mein Problem.

»Deine Pin.« Ich sehe ihr genau in die Augen. Ihre sind schon wieder so komisch wässrig.

»Vergessen«, murmelt sie.

»Du hast deine Pin vergessen?« Ich fasse es nicht.

Sie nickt. Dreht den Kopf wieder weg.

»Scheiße.«

Mira hat Geld in ihrem Sparfrosch. Sagt sie. Wir versuchen gemeinsam, ihn zu knacken. Ich verspreche ihr, dass sie das Geld natürlich wiederbekommt. Wenn es Mama besser geht. Ich hoffe selbst, dass das bald der Fall ist.

Endlich schaffe ich es, mit dem Schraubenzieher die Minischrauben aufzumachen. Eine Menge Münzen fallen auf Miras Bett.

»Viel Geld!« Stolz sieht sie mich an.

Ich nicke und zähle dann.

Fast vierzig Euro. Besser als nichts. Aber ich habe keine Ahnung, wie lange das reicht.

Wir gehen zu Lidl statt zum Bio-Markt. Es ist nicht einfach, Mira an den Süßigkeiten vorbeizuschleusen. »Es ist mein Geld«, quengelt sie.

»Mira, sei mal bitte vernünftig! Es muss vielleicht eine Weile reichen.«

Sie seufzt. Trödelt aber weiter hinter mir her.

Wir kaufen ein riesiges Brot, Butter und Joghurt. Eine Tüte gefrorenes Gemüse und einen Dreierpack Tiefkühlpizza. Nicht gerade gesund, aber ziemlich billig. Und auf dauernd Kochen hab ich keine Lust.

»Das Nutella ist auch billig.« Mira schleppt ein riesiges Glas an.

Ich verdrehe die Augen. Aber irgendwie kann ich gerade auch Schokolade brauchen, soll ja schließlich glücklich machen.

Wir haben beide keine Lust zum Spielen. Deshalb schauen wir einfach weiter Filme an. Manchmal hören wir, wie unsere Mutter zum Klo geht. Sonst ist es, als wäre sie gar nicht da. Auch Emil ist mal wieder nicht zu Hause.

TELEFON

»Hallo, Große.«

»Hi, Papa.«

»Wie geht's? Ist Anne wieder ganz gesund?«

»Äh, ja. Sie war heute den ganzen Tag im Spa …«

»Na also. Hab ich's doch gesagt. Gibst du sie mir mal einen Moment?«

»Sie ist immer noch dort.«

»So lange?«

»Nach der Grippe braucht sie das.«

»Hmhm … Sag mal, Große, du klingst irgendwie komisch …«

»Du auch!«

»Wie meinst du das?«

»Du bist so weit weg.«

»Immer noch in Europa.«

»Ich hab das im übertragenen Sinn gemeint.«

»Tiefe Gedanken sind nichts für Teenager. Erzähl mir lieber von deinem neuesten Schwarm, irgendwas Lustiges. Gedanken machen Gefühle. Das weißt du doch.«

– – –

»Niemand?«

»Nicht wirklich ... Ah doch, Sam.«

»Wie ist er?«

»Claras Stiefbruder? Sehr gut aussehend. Wir machen nächste Woche was zusammen.«

»Claras Stiefbruder? Pass aber auf, dass es nichts Ernsthaftes wird. Das könnte eure Freundschaft gefährden.«

»Du kennst mich doch.«

»Meine vernünftige Tochter. Kann ich mal deinen unvernünftigen Bruder sprechen?«

»Der ist weg.«

»Der treibt sich in letzter Zeit oft herum, kommt es mir vor.«

»Er arbeitet an einem Referat mit einem Jungen aus seiner Klasse.«

»Fleißig. Und die Kleine?«

»Mira? Oh, die schläft.«

»Jetzt schon?«

»Sie hat schlecht geschlafen letzte Nacht. War ganz früh auf.«

»Ach so. Ja dann, Große, einen schönen Abend. Grüß mir die anderen und träum süß.«

ZU HAUSE

»Das war Papa, oder?« Mira sieht mich mit gerunzelter Stirn an. »Ich möchte mit ihm reden!«

»Nein«, sage ich. »Der arbeitet heute Abend. War nur Clara.«

Lauter Lügen. Ich lüge nicht oft. Oder zumindest nicht öfter als die meisten. Trotzdem habe ich das Gefühl, richtig gut darin zu sein. Ich mag es immer noch nicht besonders. Außerdem ist es ja für einen höheren Zweck, sozusagen. Ich muss unsere Familie retten. Ich habe allerdings keine Ahnung, wie ich das mit Mama hinkriegen soll. Marion ist die Einzige, die mir helfen könnte. Warum muss sie so ewig in Indien bleiben?

»He, du hörst ja gar nicht zu!« Mira fummelt mir mit der Hand vor der Nase herum. Ich zucke zurück. Habe an meinem Finger herumgekaut. Völlig untypisch. »Sorry. Was ist denn?«

»Schauen wir noch was an?« Mira hüpft auf dem Sofa.

»Okay.«

Bald haben wir alle Lindgren-Filme durch. Ob das Buch, von dem der Spinner gesprochen hat, auch verfilmt worden ist?

Mein Handy fiept. Eine Nachricht von Clara. *Kommst du morgen mit zum See?*

Haben Verwandtenbesuch. Das ganze Wochenende.

Oh, du Arme.

Werde hoffentlich überleben ;-)

xxx

xxx

Ich weiß nicht, ob ich es schaffe, heute noch irgendwas zu sagen, das nicht gelogen ist.

Anstatt müde zu werden, dreht Mira komplett auf. Sie saust mit einem Besen zwischen den Beinen durch die Wohnung und behauptet, sie wäre Pippi Langstrumpf auf ihrem Pferd. Ich setze mir Kopfhörer auf und esse die restlichen Chips, sogar die Krümel picke ich mit nass gemachtem Finger auf.

Irgendwann kommt Mira und stupst mich mit dem Besenstiel. Sie bewegt den Mund wie ein Fisch.

Ich setze die Kopfhörer ab.

»Es klingelt die ganze Zeit«, sagt sie.

Die Türglocke.

»Wer ist das? Ich hab Angst! Vielleicht ein Einbrecher wie bei Karlsson?«

Wir schleichen gemeinsam zur Haustür und ich schaue durch den Spion. Der Kopf einer unbekannten

Frau. Im Spion sieht sie aus, als hätte sie eine gigantische Nase.

Vorsichtig öffne ich die Tür einen Spaltbreit.

Sie trägt einen rosageblümten Sari und Flip-Flops. Unter dem Sari sieht man ein Stück Spitzen-BH.

»Sagt mal, Kinder, zertrümmert ihr die Wohnung oder was?«, schimpft sie mit leicht schwäbischem Akzent. Ihre Stimme ist hoch und quietschend.

Ich strecke die Brust heraus. Ein Kind bin ich nun wirklich nicht.

»Wir haben ein wenig umgestellt«, behaupte ich.

»Dann richtet mal eurer Mutter oder eurem Vater aus, dass das zu dieser Tageszeit wirklich daneben ist!«

»Mama ist …«, fängt Mira an.

Aber ich unterbreche sie. »Wir sind schon fertig. Tut uns wirklich leid, aber wir bekommen morgen Besuch von den Großeltern. Da muss alles perfekt sein. Sie wissen schon.« Betont fröhlich zwinkere ich ihr zu. »Es ist wirklich schade, neue Nachbarn unter solchen Umständen kennenzulernen«, zwitschere ich. »Wird nicht wieder vorkommen.«

»Das hoffe ich«, gibt sie zurück, sieht aber zumindest ein klein wenig freundlicher aus.

»Guten Abend dann!« Bevor sie noch was sagen kann, mache ich ihr die Tür direkt vor der Nase zu.

Mira starrt mich mit offenem Mund an.

Stampfende Schritte im Treppenhaus. Gemurmel.

Dann wird die Tür aufgeschlossen. Emil steht vor mir. Oder zumindest jemand, der Emil entfernt ähnlich sieht. Er hat sich nämlich die Haare aus dem Gesicht gegelt und sieht total schleimig aus.

»Mensch, kann Nelli gut lügen«, sagt Mira zu ihm.

Er grinst und drängt sich an uns vorbei.

»Wo warst du denn so lange?«, frage ich.

»Unterwegs.«

»Und die Haare ...« Bevor ich weiterreden kann, ist er schon in seinem Zimmer verschwunden.

»... sehen voll blöd aus!«, ergänzt Mira.

Wir grinsen uns an.

Ich werde früh wach, weil Mira wieder in meinem Bett schläft. Ich konnte sie einfach nicht dazu bringen, in ihr eigenes zu gehen. Und abends fand ich das auch irgendwie gar nicht so schlecht. Sie hat sich an mich gekuschelt, irgendwas gebrabbelt, bei dem ich eingeschlafen bin, und ich musste nicht nachdenken. Aber jetzt ist mir kalt, weil sie die ganze Decke hat und außerdem mal wieder quer liegt. Mir bleibt nur noch der äußerste Rand vom Bett.

Ich stehe vorsichtig auf und schleiche mich in die Küche, um Kaffee zu machen. Flackerndes Fernsehlicht aus dem Wohnzimmer. Jemand sieht sich Telemarketing an. Ausgerechnet. Ein stoppeliges Bein hängt ein klein wenig vom Sofa nach unten.

»Hallo?«

Ein Grunzen.

Meine Mutter liegt auf dem Sofa und schläft mit weit geöffnetem Mund.

Neben ihr eine umgekippte Kaffeetasse, ein kleiner Rest auf dem Glastisch, der sowieso schon total eingesaut ist.

Ihre Augenlider zucken ein wenig im Schlaf.

Als ich klein war, hielt ich sie für eine Göttin. Eine, die alles im Griff hatte und alles konnte. Meine Mutter ist immer arbeiten gegangen und war nie eine von denen, die in fleckigen T-Shirts in Übergröße und mit ungekämmten Haaren auf dem Spielplatz abhingen. Sie schaffte es immer, frisch auszusehen, selbst als Emil und ich noch klein waren.

Allerdings meinte sie selbst, dass das alles nicht genug sei. Dass sie besser sein müsste. »Nelli«, sagte sie einmal zu mir, »heute müssen wir Frauen hundertfünfzigprozentig sein. Alles darunter reicht nicht.« Ich habe genickt, als wüsste ich, was sie meint. Und irgendwie stimmt das auch.

Jetzt ist sie nicht mal mehr fünfzigprozentig. Und ich weiß nicht, warum. Braune Flecken auf ihren blassen Armen, fast wie die Sommersprossen des Spinners, nur ungleichmäßiger. Manche sind groß, manche ganz winzig. Kleine Fältchen an den Augen und neben dem geöffneten Mund. Hat mein Vater aufgehört, sie zu lieben? Einfach so? Hat sie deshalb so viel Prozent verloren?

Vor ein paar Wochen habe ich sie vor dem Spiegel entdeckt. Sie hatte die Haut ihres Halses in der Mitte zusammengeschoben und zugesehen, wie sie sich ganz langsam entfaltet. Dann seufzte sie. Und wiederholte alles. Wieder und wieder. Erst als ich niesen musste, entdeckte sie mich. Sie zuckte zusammen. »Ich habe einen alten Hals«, sagte sie und ihre Stimme klang zum ersten Mal so wie in den letzten Tagen.

Ich runzelte die Stirn und schaute sie fragend an.

»Frauen«, erklärte sie, »werden alt, Männer interessant.« Dann lachte sie, künstlich irgendwie.

»Es gibt aber doch auch eine Menge alter Männer, die sind kein bisschen interessant«, entgegnete ich.

»Dein Vater?«

»Nein, der ist doch nicht alt«, sagte ich und schluckte. »Du auch nicht.«

Sie lachte wieder dieses seltsame Lachen.

»Kurz vor dem Datum«, sagte sie.

Und ich hatte keine Ahnung, von welchem Datum sie sprach.

Für mich ist sie einfach nur meine Mutter. Damals dachte ich, das wird immer so bleiben. Sie wird immer die sein, die schon ganz früh am Morgen auf der Dachterrasse Yoga macht. Die auf gesunde Ernährung schwört und nur bei Lippenstiften manchmal eine Ausnahme von ihrer »Keine-Tierversuche-bei-Kosmetik-Regel« macht. Die immer toll gekleidet ist und mehr Schuhe besitzt als wir anderen zusammen. Die vorlesen kann wie sonst niemand und sogar über Emils doofe Witze lacht. Meine Mutter eben. Aber jetzt ist sie fort. Die Frau auf dem Sofa ist eher so was wie ihre Hülle.

Sie öffnet die Augen ein kleines Stück weit. »Nelli«, sagt sie mit dieser müden Stimme.

»Ja?«

»Es tut mir so furchtbar leid.«

Einen Moment lang kommt sie mir wie Mira vor und ich streichle ihr über die Haare.

»Ist schon okay. Werde nur ganz schnell wieder die Alte, ja?« Ich blinzle die Tränen fort.

Sie nickt. »Ich gehe zum Doktor«, sagt sie dann.

»Gut.«

»Gleich am Montag.« Tränen laufen ihr die Wangen hinunter.

Ich streichle sie schnell fort und gehe dann in die Küche. Kaffee kochen.

DER SPINNER

»Warum rennst du denn so?«, jammert Mira.

Ich umklammere ihre Hand fester und ziehe sie die Treppe zur U-Bahn hinunter. Der Zeitungsmann lächelt uns an. Ich schaue schnell weg.

»Habt ihr eine Fahrkarte?«, fragt der Junge mit der seltsam hohen Stimme, der immer hier unten rumhängt und bettelt.

»Zeitkarte«, antworte ich und zucke die Achseln.

»Ich hab keine.« Mira lächelt ihn an.

»Du brauchst noch keine«, sage ich und zerre sie weg.

Sie stolpert beinahe. Seltsame Blicke von einer dicken Frau mit Piercing in der Augenbraue. Ihr kleines, rosagerüschtes Mädchen sitzt apathisch in einem rosa Plastikkinderwagen. Die U-Bahn wird angesagt.

Ich beuge mich schnell zu Mira hinunter. »Wir gehen in einen ganz tollen Park.«

»Gibt's da auch einen Spielplatz?«

»Ich denke schon.«

Ich will einfach nur irgendwohin, wo keiner ist, der mich kennt.

Der Spinner ist nicht da. Auch gut. Ich habe ja gar nicht erwartet, dass er da ist. Ich kann meinen Freundinnen schon genug Verrücktheiten über ihn erzählen.

Eine türkische Großfamilie – oder vielleicht sind es auch mehrere Familien – sitzt auf einer großen Picknickdecke und isst Dinge, die wunderbar aussehen. Ich schaue schnell weg. Marmeladenbrot ist wirklich nicht mein Leibgericht ...

»Ich hab Hunger«, quengelt Mira.

»Ich auch«, sage ich. »Aber wir haben gerade nichts.«

Ihre Lippe zittert. Bestimmt heult sie gleich los. »Komm, wir suchen den Spielplatz«, sage ich schnell.

Es gibt wirklich einen Spielplatz. Schwarzhaarige Kinder klettern darauf herum. Stimmengewirr auf Türkisch und Arabisch.

Mira nimmt meine Hand. »Komm, wippen!«

»Ich bin zu groß!«

Wieder dieses Lippenzittern.

Ich seufze und folge ihr.

Ich muss mich in der Mitte der Wippe festklammern, weil ich so viel schwerer bin als Mira. Zwei kleine Mädchen halten sich kichernd die Hand vor den Mund. Komischerweise ist es mir egal. Es gefällt mir, wie der Wind meine Haare fliegen lässt, und Mira lacht immer wieder auf. Einen Moment lang ist die Welt so, wie sie sein sollte ...

»Nelli!«

Ich zucke zusammen. Am Zaun des Spielplatzes steht der Spinner und winkt mir zu.

»Hi.«

»Wer ist das denn?« Mira kneift die Augen zu zwei kleinen Schlitzen zusammen.

Der Spinner läuft wieder barfuß, die Schuhe an die Tasche geknotet, obwohl das Gras ziemlich nass und kalt ist. Unter dem Arm trägt er eine gerollte Decke.

»Ich bin Elias und du?« Freundlich lächelt er Mira an.

»Mira«, sagt sie.

»Meine kleine Schwester.«

»Wollt ihr ein Stück Kuchen?«, fragt Elias.

Die Wippe knallt auf den Boden und ich prelle mir den Po, weil Mira so schnell abgesprungen ist.

Der Spinner breitet eine Decke auf der Wiese aus.

»Bist du Nellis neuer Freund?«, fragt Mira.

»Wir haben uns erst kürzlich getroffen.« Der Spinner öffnet seinen alten Rucksack, der an der Seite nur noch mit Sicherheitsnadeln zusammengehalten wird.

»Nelli wollte unbedingt hierher. Es ist toll hier, aber anders als in unserem Park ...«, plappert Mira.

Er sieht mich kurz von der Seite an, fragend. Ich merke, wie mein Gesicht heiß wird, und schüttle schnell die Haare davor. Jetzt denkt er wohl, ich wäre wegen ihm hier.

»Oh«, macht Mira und ich schaue vorsichtig hin.

Er hat ein riesiges Stück Hefezopf ausgepackt, mit Zuckerguss und Nussfüllung.

»Selbst gebacken«, sagt er stolz und setzt sich im Schneidersitz hin.

»Ich hab so Hunger. Wir haben fast nichts zu essen.« Mira ist furchtbar peinlich.

»Na dann gut, dass wir uns getroffen haben, bevor ich jemand anderem den Zopf anbieten konnte«, sagt er nur.

Mir läuft das Wasser im Mund zusammen, als er mir ein Stück reicht. Vorsichtig setze ich mich auf die Decke, in größtmöglichem Abstand zu ihm. Ich möchte ja nicht, dass er auf dumme Ideen kommt ...

Wir schaffen es, fast den ganzen Hefezopf aufzuessen. Er schmeckt richtig gut. Ich schlecke mir sogar noch die Finger ab.

»Warum hast du keine Schuhe an?«, fragt Mira.

Er hat lange, schlanke Zehen, die an den Rändern schwarz sind vor Dreck.

»Das ist eine Bewegung aus den USA oder aus Australien, ich weiß nicht so genau, wo es angefangen hat«, erklärt er. »Barfuß laufen ist einfach das Beste für die Gelenke und außerdem spart man eine Menge an Schuhen.« Er lacht. »Dort joggen manche sogar barfuß. Aber das mache ich nicht. Hier muss man schon beim Gehen höllisch aufpassen wegen den Scherben überall.«

»Und der Hundekacke.« Mira lacht. »Wenn man da barfuß reinläuft.«

Er nickt und lacht mit.

Ich finde die Vorstellung obereklig. Bevor Mira einen ihrer Kackewitze erzählen kann, lenke ich schnell ab. »Bringst du oft Kuchen in den Park?«

»Ist mein neues Projekt: Jemanden sonntags zum Kuchenessen einladen.« Er lächelt.

Ich schüttle den Kopf. »Du willst wirklich Fremde zum Kuchen einladen?«

»Warum nicht?«

Echt durchgeknallt, der Junge. Clara und Lou würden das sicher zum Totlachen finden. Ich muss Lou dringend simsen, sonst kommt die noch heute Nachmittag spontan bei uns vorbei.

»Zum Beispiel die?« Mira deutet auf ein Punkpärchen, das sich mit drei Hunden in der Nähe niedergelassen hat und Wein frühstückt.

»Äh ... naja.« Die Sommersprossen auf seiner Nase kräuseln sich. »Da muss ich erst noch meinen Mutmuskel trainieren.«

»Was ist das denn?«, fragt Mira.

Ich ziehe mein Handy raus, während der Spinner Mira irgendeine seltsame Erklärung gibt. *Hi Lou, haben Verwandtenwochenende. Wie war das Training? X Nelli.*

»Sind deine Mama und Papa nicht sauer, wenn jemand anders deinen Kuchen isst?«, fragt Mira.

»Ich habe nur eine Mutter.« Der Spinner schnippt

ein Ahornblatt, das ihm auf die Hose gefallen ist, fort. »Und die findet das christlich.«

Wir müssen ihn beide angestarrt haben, denn er lacht.

»Meine Mutter ist Christin«, sagt er. Als wäre das ganz normal. »Die ist jetzt in der Kirche. Später machen wir dann unseren Sonntagsausflug.«

»Und du gehst nicht mit in die Kirche?« Mira beugt sich ganz weit vor, sitzt ihm beinahe auf dem Schoß. Gerade so, als würden wir ihn ewig kennen. Ich ziehe sie ein Stück zurück.

»Nein«, sagt er. »Das ist nicht so mein Ding. Ich mag keine Organisationen.«

»Was ist noch in deinem Rucksack?«, fragt Mira.

»Bücher … Und das hier.« Er gibt Mira Seifenblasen.

»Oh«, macht Mira, »die hatte ich schon lange nicht mehr.«

Sie macht Seifenblasen und rennt dabei über die Wiese. Es sieht aus, als würde sie von glitzernden Kugeln verfolgt werden.

Eine SMS von Lou. *Süße, er war gar nicht da ☹. Schönen Sonntag. Miss u. Lou.*

Ich merke, wie der Spinner mich ansieht, und habe das Gefühl, irgendwas sagen zu müssen.

»Was liest du denn so?«, frage ich.

»Alles Mögliche.« Er lacht. »Ich mag Bücher. Am liebsten welche über Philosophie und Unterwasserpflanzen …«

»Komische Kombination.«

»Ich finde das spannend.«

»Und was soll daraus mal werden?«, frage ich.

»Es muss ja nicht aus allem etwas werden, oder?« Er lacht wieder.

Mira kommt zurück, hat den Kopf gesenkt. »Ich … äh … alles ist ausgelaufen«, sagt sie.

Er zuckt die Achseln. »Nicht so schlimm. Höchstens für die Wiese. Ich hab noch ein Frisbee. Wollen wir?«

Und dann spielen wir zu dritt. Mira, der Spinner und ich.

»Ich muss dann los«, sagt er schließlich.

Mira macht ein ganz trauriges Gesicht und hängt sich an seinen Arm.

»Sonntagsausflug?«, frage ich.

Er nickt. »Ist meiner Mutter sehr wichtig. Und meistens ist es auch ganz spannend. Auch wenn wir viel diskutieren.«

»Über was denn?«, frage ich und denke an die Gespräche mit meiner Mutter. Wir reden meistens über Kleider oder Jungs. Über Sachthemen spreche ich eher mit meinem Vater.

»Philosophie«, sagt er ernsthaft.

»Willst du mal Philosophieprofessor werden?«, frage ich.

Er lacht, und irgendwie habe ich das Gefühl, er würde mich auslachen. »Du fängst ja schon wieder damit an«, sagt er. »Weißt du denn nicht, was es heißt, im Jetzt zu leben? Dann macht man sich viel weniger Sorgen um die Zukunft.«

Ich denke an mein »Jetzt«, an meine Mutter in ihrem Bett.

»Aber wenn das Jetzt scheiße ist, dann kann man doch gar nicht anders«, sage ich.

»Es kommt doch sowieso nie so, wie man es sich vorstellt«, behauptet er.

»Mit einem guten Plan kann man alles schaffen.« Auch so ein Leitspruch meines Vaters.

»Alles?« Er sieht mich mit einer hochgezogenen Augenbraue an.

Ich denke an meine Mutter und halte lieber den Mund.

Noch immer dieser nachdenkliche Blick. Die Sommersprossen auf seiner Nasenspitze lassen sich zu einem Muster verbinden. Einem Stern vielleicht.

Plötzlich lächelt er wieder.

»Ich hab da was für dich«, sagt er. »Wie ist eure Adresse?«

Bevor ich antworten kann, dass ich die doch nicht jedem einfach so gebe, hat Mira sie schon ausgeplaudert. Er zieht einen Stift aus seiner Hosentasche und schreibt sie sich auf den Arm.

»In Prenzlberg, oder?«, fragt er.

Ich nicke.

»Tschüss, Mira! War schön, dich kennenzulernen!«, sagt er.

»Sonst hat Nelli nur doofe Freunde.« Mira umarmt ihn. »Keine so lustigen wie du.«

»Danke. Du bist auch ziemlich lustig«, behauptet er ernsthaft.

»Ciao, Nelli.« Er sieht mich an, den Kopf leicht schräg. »Und schau gleich morgen früh in den Briefkasten.«

Bevor ich irgendwas erwidern kann, dreht er sich auch schon um und geht davon.

ZU HAUSE

Als wir heimkommen, ist Emil immer noch nicht da. Aber vermutlich war er inzwischen da, denn das ganze Nutella ist leer.

»Der Elias ist soo nett«, schwärmt Mira.

Ich sehe sie an und schüttle den Kopf. »Aber doch auch ziemlich durchgeknallt, oder?«

»Wieso denn?« Sie springt aufs Sofa und hüpft dort wie ein kleiner Ball auf und ab. Ich hoffe, das hört die neue Nachbarin nicht wieder.

Ich antworte nicht, gehe zur Dachterrasse. Die Blumen müssten dringend gegossen werden. Vielleicht kann ich die Theorie meines Vaters irgendwie beweisen: Ich werde einen Plan machen, wie ich meine Mutter dazu bringen kann, dass sie wieder sie selbst wird. Es muss doch irgendwie gehen.

Morgen will sie zum Doktor, hat sie gesagt. Morgen ist Montag. Morgen kommt Frau Petrow. Wenn die sieht, wie es hier aussieht …

»Verdammt, Mira«, sage ich. »Wir müssen dringend aufräumen!«

Sie hüpft weiter.

»Hast du mich gehört?« Meine Stimme klingt hart.

Sie bleibt stehen und kippt beinahe vom Sofa.

»Ich mag nicht«, sagt sie.

Da habe ich eine Idee. Keine Nelli-Idee, sondern eher eine Spinner-Idee. »Und wenn wir es machen wie Pippi Langstrumpf?«

Sie sieht mich mit leuchtenden Augen an. »Wie denn?«

»Äh ... vielleicht mit Bürsten unter den Füßen?«

Mira lacht sich halb kaputt, als wir beide versuchen, mit den Bürsten an den Füßen aufzuräumen. Das Wohnzimmerparkett schlittert ziemlich gut und ich krache beinahe ins Sideboard.

Mira plumpst vor Lachen auf den Po.

Es dauert ewig, aber wir kommen doch einigermaßen voran.

Als ich mit zwei vollen Mülltüten in Richtung Haustür stolpere, geht plötzlich die Tür auf und Emil steht vor mir. Wieder mit gegelten Haaren. Ich lasse die Mülltüten fallen, aus einer kullert ein angefaulter Apfel.

»Spinnen hier jetzt alle?«, brummelt er.

»Morgen kommt Frau Petrow«, sage ich.

Er zuckt die Achseln und versucht, sich in Richtung seines Zimmers davonzustehlen.

»Was glaubst du, was hier los ist, wenn die rauskriegt, wie Mama drauf ist?« Meine Stimme klingt verzweifelt.

Emil bleibt ruckartig stehen.

»Die alarmiert das Jugendamt oder so ...«, sage ich lahm.

»Scheiße. Können wir die nicht abbestellen?«

Dass ich da nicht draufgekommen bin.

»Du sagst, dass du in Mamas Auftrag anrufst und dass wir sie diese Woche nicht brauchen«, bestimmt er.

TELEFON

»Natürlich ist alles in Ordnung, Papa.«

»Ich habe sie auf dem Handy angerufen. Mindestens fünf Mal. Sie ruft einfach nicht zurück.«

»Vielleicht hat sie es nicht gehört?«

»Aber doch nicht den ganzen Tag. Das klingt gar nicht nach ihr.«

»Sie wollte sich mit Marion einen tollen Tag machen. Du kennst die beiden doch, wenn die mal losschnattern …«

»Ich finde es unverantwortlich, dass sie nicht an ihr Telefon geht. Hätte ja auch einer von euch mit einem Problem sein können!«

»Uns geht es gut.«

»Du klingst anders.«

»Ich habe den ganzen Nachmittag mit Mira gespielt. Das ist anstrengend.«

»Oh ja. Die kleine Prinzessin. Ich vermisse euch.«

»Was machst du denn so?«

»Ach, das Übliche. Sozialkontakte pflegen und so weiter.«

»Mit dieser Deena?«

»Manchmal. Gibt's was Neues von deinem Sam?«

»Sam? Ach so, nein. Ist doch Wochenende.«

»Und bist du gut vorbereitet für die kommende Schulwoche?«

»Äh, ja. Natürlich. Du, Lou ruft gerade auf dem Handy an. Ich muss dringend drangehen, sie hat Liebeskummer.«

»Gibst du mir noch …«

»Tschüss bis morgen!«

ZU HAUSE

Ich habe überhaupt nicht an die Schule gedacht. Kein bisschen. Das ist mir noch nie passiert. Ich muss dringend noch lernen. Mein Vater erwartet, dass ich an der Klassenspitze bin. Auch wenn ich in den Naturwissenschaften nie gut genug bin.

»Emil?«, schreie ich.

Keine Antwort.

Ich reiße seine Zimmertür einfach auf.

Er steht vor dem Spiegel und betrachtet seine schleimigen Haare.

Ich muss lachen.

»Grins nicht so dämlich!«, zischt er.

»Sag mal, hast du dir die Fettfinger nach dem Burgeressen am Kopf abgeputzt?«

»Hahaha.«

»Du machst das Bad.«

»Spinnst du?«

»Willst du, dass das Jugendamt kommt?«

»Bin ich eine Putzfrau oder was?«

»Ich vielleicht?«

»Du bist immerhin ein Mädchen!«

»Sag mal, hast du sie noch alle? Benimmst dich hier wie ein Obermacho und siehst aus wie jemand, der in Schneckenschleim gefallen ist …«

»Glaubst du, du siehst besser aus? Hast ja nicht mal richtige Titten.«

»Du Vollidiot!« Plötzlich stehe ich neben ihm und hole mit der Hand aus. Er hält sie fest, ist erstaunlich stark.

»Sachte, sachte«, sagt er grinsend.

Ich schnüffle. »Du stinkst nach Rauch.«

»Geht dich gar nichts an.« Er lässt meinen Arm los.

»Sag mal, was ist eigentlich mit dir los in letzter Zeit?«

»Nichts. Und jetzt schwing deinen dicken Arsch aus meinem Zimmer!«

»Ich … ich.«

»Was willst du tun? Mich bei Mama verpetzen? Oder bei Papa?« Er zückt sein iPhone.

Ich schlucke. Dann straffe ich die Schultern. »Aber das Bad machst du!«

Er räumt tatsächlich im Bad auf. Ich höre zumindest, dass er drin ist. Mira glotzt fernsehen. Das war die einzige Möglichkeit, dass sie mich in Ruhe lässt. Ich muss schließlich lernen. Vielleicht schaffe ich es, in diesem Jahr besser zu sein als Lou.

Am Morgen bin ich genervt von altem Brot.

»Wir brauchen dringend Kohle«, sage ich.

»Hol halt welche!« Emil grinst mit Marmeladespuren auf den Zähnen.

»Haha.«

»Hast du noch Mamas Portemonnaie?«

»Sicher, aber du hast alles ausgegeben.«

»Nimm halt die Karte.« Er schiebt das Brot wieder in den Mund.

Ich schüttle den Kopf. »Schon mal was von PIN gehört?«

»7493«, nuschelt er.

»Woher weißt du die denn?«

»Warst du noch nie mit ihr auf der Bank?« Er grinst stolz.

DER SPINNER

»Du musst in den Briefkasten schauen!«, ruft Mira.

»Was?«

Mira ist vor den Briefkästen stehen geblieben und sieht mich an. »Er hat gesagt, du sollst reinschauen.«

»Und wieso soll ich machen, was dieser Spinner will?«

»Elias ist nett!«

Ich verdrehe die Augen und mache die Haustür auf, berühre sie am Arm, um sie sanft hinauszuschubsen. Sie stemmt die Beine in den Boden. »Du musst in den Briefkasten schauen!«

»Pfft.«

»Dann bleibe ich hier stehen!«

»Da ist doch sicher nichts drin. So früh kommt keine Post!«

»Aber Elias …«

»Los! Wir kommen zu spät!« Warum musste ich nur in diesen doofen Park gehen?

»Ich komme erst, wenn du geschaut hast!«

»Meinetwegen.« Ich seufze. »Dann beeilst du dich aber. Versprochen?«

Komischerweise verfehle ich das Schlüsselloch, muss wohl noch müde sein. Aber dann geht der Briefkasten doch auf. Ein selbst gebastelter Umschlag. Vorne drauf ein Zeitschriftenbild von einer Blumenwiese, ein aufgeklebter Zettel, auf dem in Druckbuchstaben steht: *Für Nelli.*

»Mach schon auf!«, quengelt Mira.

Ich seufze noch einmal und tue dann, was sie will. Einfach weil ich hier weg will.

Guten Morgen, Nelli!

Hier wie versprochen meine »Überraschung« für Dich. Fahre heute Nachmittag zum türkischen Wochenmarkt in Neukölln (am Maybachufer, U-Bahn Schönleinstraße). Wenn Du von der U-Bahn kommst, ist der dritte Stand an der Uferseite ein Baklava-Stand. Frage dort nach Frau Babac und begrüße diese mit »Günaydin«. Sie wird Dir dann meine Überraschung geben.

Einen schönen Tag und bis bald

Elias

»Was steht da?« Mira hängt sich an meinen Arm und zieht.

»Ach, nur Schwachsinn«, sage ich.

»Aber was?« Sie zerrt an meiner Jacke.

»Nichts Wichtiges. Nur Gespinne.«

»Lies vor!«

Ich schüttle den Kopf und will den Brief in den Papiereimer werfen.

Sie nimmt ihn mir weg und setzt sich dann mit ihm auf die Treppe.

»Lass den Mist, Mira! Ich komme zu spät!«

»Lies mir erst vor!«

Ich schaue auf die Uhr. Wenn wir nicht gleich gehen, komme ich zu spät zu Mathe.

»Aber wenn du dann nicht mitkommst, dann …« Ich klinge wirklich verzweifelt.

»Ehrenwort.« Sie hebt die Hand zum Schwur.

»Au ja, wir gehen auf den Markt!« Aufgeregt hüpft Mira auf und ab.

»Bestimmt nicht«, sage ich und mache die Haustür auf.

»Bitte!«

Ich gehe auf die Straße hinaus.

Den ganzen Weg zur Kita bettelt sie. Schließlich gebe ich nach und verspreche sogar noch, sie extra früher aus der Kita abzuholen. Ich kann nicht mehr kämpfen, will einfach nur meine Ruhe haben in diesem Moment. Irgendwas muss mir noch einfallen, damit ich mich drücken kann.

WELT

Als ich in der Schule ankomme, stehen Clara und Lou dicht zusammen und tuscheln.

»Hi, Nelli«, sagt Clara betont fröhlich.

Lou hört auf zu flüstern und zuckt zusammen.

»Morgen«, murmle ich.

»Geht's deiner Mutter besser?« Zum ersten Mal kommen mir Lous Augen stechend vor. »War das nicht zu viel für sie mit den Verwandten und so?«

»Alles wieder okay«, sage ich.

»Was hatte sie denn? Das war doch keine normale Grippe, oder?«

Ich weiche ihrem Blick aus. »Der Arzt sagt, es sei eine besonders schwere gewesen. Sie musste ziemlich heftige Medikamente nehmen. Deshalb war sie müde. Aber langsam erholt sie sich.«

»Das kenne ich«, behauptet Clara. »Als ich die schwere Blasenentzündung hatte, oh Mann, da war ich vielleicht neben mir.«

»Du hättest ihre Mutter sehen sollen«, sagt Lou. »Ich hab sie fast nicht erkannt!«

Ich zucke die Achseln. Vielleicht gelingt es mir ja, das Thema zu wechseln. »Echt doof, dass der süße Student nicht beim Taekwondo war!«

»Vielleicht kommt er ja heute?« Lou sieht richtig verknallt aus.

»Was für ein Student denn?«, fragt Clara.

Und Lou schildert nun haarklein alles, was sie von ihm weiß, vom Piercing und vom Oberarmtattoo bis zum Politikwissenschaftsstudium. Ich tue, als würde mich das alles interessieren.

In der Pause spaziere ich zu Sam und Jochen hinüber. Einfach so, als wäre das ganz normal.

»Hi«, sage ich, »schönes Wochenende gehabt?«

»Geht so.« Sam sieht mich an. »Und du?«

»Verwandte.« Eine abwertende Handbewegung. Ich glaube es schon fast selbst.

»Kann anstrengend sein.« Er ist wirklich unglaublich süß, wenn er lächelt.

Ich weiß nicht mehr weiter. Dabei muss ich irgendwas sagen, was ganz Normales. Ich werfe meine Haare zurück.

Da fragt Sam: »Wie sieht es heute Nachmittag aus?« Ich habe das Gefühl, als würde Sam auf meinen Mund starren.

Vorsichtig öffne ich die Lippen ein wenig, fahre mir mit der Zunge darüber.

»Heute …« Ich mache eine Pause, als müsste ich überlegen. »Also heute habe ich leider schon einen Termin.«

Enttäuschung in seinem Gesicht.

»Morgen?«, frage ich und lächle so strahlend, wie ich nur kann.

»Da haben wir den ganzen Tag Exkursion.« Er kneift die Lippen zusammen.

»Mittwoch?«

»Da ginge es bei mir ab fünf. Vorher habe ich Handball.«

»Abgemacht.« Ich lächle ihn an.

Er lächelt zurück.

Nach dem Unterricht fahren wir zu dritt Straßenbahn, Clara, Lou und ich.

»Habt ihr Lust, mit zu mir zu kommen?«, fragt Clara. »Moritz hat mir den neuen Johnny-Depp-Film gezogen.«

Lou ist sofort begeistert.

»Kann leider nicht«, murmle ich.

»Bist du auch krank?« Clara fasst mir an die Stirn. »Uh, verbrannt!«

Ich verdrehe die Augen.

»Komm, du willst doch nicht etwa behaupten, dass du den nicht sehen willst?«

Ich schlucke. »Doch, aber ... Ich muss nach meiner Mutter schauen. So ganz auf der Höhe ist sie noch nicht.«

Wieder dieser komische Blick von Lou.

»Also ... Die Verwandten waren dann doch ziemlich anstrengend ...«, versuche ich zu erklären.

»Ich will ihn aber heute sehen!«, sagt Lou.

Clara sieht zwischen uns hin und her. »Bei mir geht's auch nur heute. Morgen habe ich keine Zeit. Aber ich leihe ihn dir dann, okay?«

»Ich …«, fange ich an.

Die Straßenbahn hält rumpelnd an. Ich kann mich gerade noch an Clara festhalten, sonst wäre ich umgefallen.

»Sag mal, ist das nicht dein Bruder?« Lou deutet aus dem Fenster.

Ich beuge mich vor.

Eine Gruppe Jungen, die ich immer »Kastanienalleekleingangster« nenne, lungert am Weinsbergpark herum. Alle haben gegelte Haare und Lederjacken. Einer raucht eine Zigarette und die anderen versuchen, so zu stehen, dass sie cool aussehen. Sieht aber eher aus, als hätten sie die Hosen voll.

»Nee«, sage ich und bin froh, dass die Bahn weiterfährt. »Der ist in der Schule.« Sollte er zumindest sein.

Zum Glück hilft Clara mir. »Der Emil? Der ist doch noch ein Baby.«

Trotzdem wüsste ich gerne, seit wann Emil diese Typen kennt und warum er unbedingt mit solchen Loosern abhängen muss …

Andererseits bin ich auch nicht viel besser. Ich fahre bis Neukölln, weil ein Spinner mir einen albernen Brief geschickt hat. Aber ich mache das schließlich nicht freiwillig, sondern nur wegen Mira. Weil ich müde bin. Müde davon, den ganzen Tag zu funktionieren. Müde von einem kompletten Wochenende mit Mira.

Und vielleicht hat das Ganze doch auch eine gute Seite, vielleicht können Clara, Lou und ich wenigstens zusammen darüber lachen. Also erzähle ich ihnen die Geschichte von dem Spinner im Park und seinem Edelweiß. Und tatsächlich, die beiden lachen so laut, dass sich eine Oma nach uns umdreht.

»Oh mein Gott«, sagt Clara und schnappt nach Luft. »Der ist ja so was von reif für die Klapse!«

»Ihr solltet erst mal sein Grinsen sehen.« Ich versuche es vorzumachen, ziehe meinen Mund so breit wie nur irgend möglich. Plötzlich fühle ich mich fast wie früher. Wie Nelli, die Lustige, mit der man so prima ablästern kann.

DER SPINNER

Ich war noch nicht oft in Neukölln. Es ist ein wenig wie in einem arabischen Land. In einer Kneipe hocken bärtige Männer und rauchen Wasserpfeife. Sie sitzen auf Holzbänken statt auf coolen Sesseln wie in den Restaurants in der Nähe vom Helmholzplatz.

Junge Frauen mit bunt gemusterten Kopftüchern, passend zu ihrem Make-up und den hohen Schuhen. Bauchfreie Studentinnen und Lehrer mit grauen Bärten und zu langen Haaren. In der Ferne der Markt. Es riecht nach einer Mischung von Kräutern, Knoblauch und Hasch. Kiffer auf den Bänken am Ufer, beturnschuhte Menschen, die an ihnen vorbeijoggen. Mira nimmt meine Hand.

»Welches ist der dritte Stand?«, fragt sie.

Ich merke, wie meine Hände feucht werden. So etwas Verrücktes mache ich normalerweise nie. Und Fremde spreche ich bestimmt nicht an. Schon gar nicht in einer Sprache, die ich nicht verstehe …

Zwischen den bunten Marktständen wimmelt es von Menschen. Frisches Fladenbrot und eingelegte

Oliven. Ein Stand mit bunten Kopftüchern und Plastikspielzeug. Knoblauchzöpfe bis fast zum Boden und getrocknete Kräuter. Unendlich viele Sorten Schafskäse. Das Wasser läuft mir im Mund zusammen. Zum Glück habe ich Geld. Die PIN, die Emil genannt hat, war richtig.

Der Baklava-Stand. Ich wusste gar nicht, dass es so viele verschiedene Arten von türkischem Gebäck gibt. Die Bäcker bei uns haben immer nur wenige Sorten. Nudelartige Teile mit Honig und Pistazien, Blätterteig mit Nüssen, Rollen mit Nuss-Honig-Füllung …

»Was sollst du sagen?«, flüstert Mira ein wenig zu laut.

»Ist die aber süß«, sagt eine junge Frau mit Kopftuch zu ihrer Freundin und deutet auf Mira.

Mira strahlt die beiden an. Sie weiß, was sie tun muss, damit alle Leute sie für ein Engelchen halten.

Vorsichtig schiele ich zum Stand hinüber. Dort steht eine kleine Frau, ungefähr im Alter meiner Mutter. Schwarze Haarsträhnen unter einem locker gebundenen Kopftuch.

Ich schlucke und gehe einen Schritt auf sie zu, sage leise: *»Günaydin.«*

Sie lächelt freundlich. »*Iyi günler* wäre eigentlich richtiger, aber Elias findet, dass *günaydin* sich besser anhört.«

»Was heißt das eigentlich?«, frage ich.

»*Günaydin* heißt guten Morgen. *Iyi günler* guten Tag.«

»Ich hatte ein wenig Angst, dass ich was Komisches sage.«

»Bei Elias weiß man nie.« Sie wiegt den Kopf lachend hin und her. »*Buraya gel*, Mahir. Schau dir Elias' Freunde an!«

Ein Mann mit grauen Schläfen kommt hinter der Seitenwand hervor.

»*Merhaba.*«

»Ich bin Mira«, sagt Mira und stellt sich auf Zehenspitzen.

»*Merhaba*, Mira.« Er hält ihr seine braune, große Hand hin, gefüllt mit Bonbons in glitzerndem Zellophan.

Mira strahlt. »Danke.«

»Und hier hab ich noch was von Elias. Grüßt ihn schön.« Die Frau gibt mir eine kleine Schachtel.

Auf der Packung klebt ein kleiner Zettel. Ich löse ihn vorsichtig ab.

Geh zum Kanal. Setze Dich unter den knorrigen Baum gegenüber der Hausnummer 13 ins Gras. Nehme langsam einen Bissen und fühle, wie er im Mund zergeht. Schaue zu, wie sich die Bäume im Wasser spiegeln, und versuche Dich an das Einschlaflied zu erinnern, das Dir Deine Mutter früher gesungen hat.«

»Oh Mann, der Typ ist echt so was von durchgedreht«, sage ich und schüttle den Kopf. Aber andererseits scheint die ganze Welt momentan verrückt zu spielen …

Vorsichtig mache ich die Packung auf. Das Baklava duftet wundervoll.

»Komm«, sage ich zu Mira, die sich gerade das zweite Bonbon in den Mund steckt. »Wir gehen zum Kanal runter und essen.«

Als ich mich hinsetze, sehe ich mich erst einmal um. Vermutlich steckt der Spinner irgendwo und sieht zu, ob wir auch tun, was er uns sagt. Ich komme mir ein wenig vor wie eine Grundschülerin auf einer Schnitzeljagd. Echt albern. Aber Mira scheint es richtig gut zu gehen. So fröhlich habe ich sie schon lange nicht mehr gesehen.

Wir essen Baklava, das unsere Finger ganz klebrig macht. Der Honig zergeht tatsächlich im Mund und die Nüsse schmecken wunderbar.

Ein Boot mit Ausflüglern fährt vorbei. Sie singen ein bescheuertes Lied. Plötzlich sehe ich wirklich, wie die Bäume sich im Wasser spiegeln. Ich schaue zur Sonne hinauf und eine der Wolken sieht ein wenig aus wie ein Wal mit einem riesigen Mund. Gegenüber spazieren zwei kleine Mädchen mit Strohhüten vor einer Oma her, die sich auf einen Stock stützen muss. Zwei Jungs in Vans tragen ihre Skateboards an uns vorbei. Ich merke, dass ich lächle, und lehne mich zurück, fühle, wie das Gras an meinen nackten Armen kitzelt. Jemand, der nach Orange riecht, joggt an uns vorbei. Ich weiß nicht, ob es sich um einen Mann oder eine Frau handelt. Aber eigentlich ist das auch egal.

»Mira«, sage ich, »hat Mama dir ein Lied vorgesungen? Zum Einschlafen? Ich kann mich nicht mehr erinnern.«

»Klar.« Sie lächelt und hat Honigflecken am Kinn und in einem Mundwinkel. Dann beginnt sie leise zu singen: *»Wolken, Wolken, Wüsten warten, mach sie, mach sie, mach sie doch zum Garten. Wind dreh, Wind dreh …«*

Und ich erinnere mich.

ZU HAUSE

Unter der heutigen Post ist schon wieder ein selbst gemachter Umschlag. Ich schiebe ihn schnell in einen Katalog. Wer weiß, was diesmal drinsteht und zu was Mira mich dann überreden will. Mira bekommt sowieso nichts mit, sie plappert und plappert. Ich höre nicht hin.

Als wir nach oben kommen, liegt unsere Mutter nicht im Bett. Sie liegt auf dem Sofa. Laute Musik aus der Anlage. Die Augen geschlossen. Gut, dass wir der Putzfrau abgesagt haben.

Ich möchte sie am liebsten schütteln.

Aber dann nehme ich doch nur die Fernbedienung, wie ich es bei Mira machen würde, und drücke einfach auf Aus. Die Gitarre verstummt mitten in einem Ton. Meine Mutter zuckt zusammen, sieht mich an. Endlich.

»Warst du heute beim Doktor?«

»Der kann mir sowieso nicht helfen.«

»Aber«, sage ich und merke, dass meine Hände sich zu Fäusten verkrampft haben. »Du hast es versprochen!«

Ihre Augen ruhen noch immer auf mir. Langsam werden sie trüber und dann schaut sie nur noch durch mich durch. Ich stehe da, an die Sofakante gelehnt, und versuche, meine Hände zu lockern, während sie wieder in sich selbst verschwindet. Und meine Wut ist plötzlich weg, einfach so.

Hier ist kein Platz mehr für Wut. Ich stehe auf und funktioniere. Versuche, die übergelaufene, angebrannte Milch vom Herd zu putzen, Geschirr in die Spülmaschine zu stapeln. Emil ist in seinem Zimmer. Laute Musik auch von dort.

Mira und ich legen die türkischen Teigtaschen in den Ofen, um sie aufzuwärmen. Genau, wie es der Verkäufer gesagt hat …

TELEFON

»Hallo, meine Große.«

»Hi, Paps.«

»Du klingst viel besser heute.«

– – –

»Was ist eigentlich mit Anne los? Ist ihr Handy kaputt?«

»Ja«, sage ich, »das wollte sie dir eigentlich sagen. Aber sie ist auch vom Festnetz aus nicht durchgekommen.«

»Kann ich sie jetzt sprechen?«

»Sie ist in der Uni.«

»Sie hat doch noch Semesterferien.«

»Ja, aber sie planen eine Änderung. Irgendwas im Semesterplan.«

»Oh, das dauert sicher.«

»Ja, sie meinte, wir sollen zu Bett gehen, ohne auf sie zu warten.«

»Elternlose Kinder.«

»Ja. Aber das ist schon okay.«

»Mein großes Mädchen!«

»Kommst du bald mal?«

»Wollte ich eigentlich. Aber hier ist so viel zu tun. Ich schaffe das erst nächsten Monat oder so.«

»Hmhm.«

»Ich vermisse dich auch. Gib einfach dein Bestes und mach deinen Vater stolz.«

»Versuche ich.«

»Ist Emil heute da?«

»Warte, ich hol ihn mal …«

DER SPINNER

Mira schnarcht leise neben mir im Bett. Vorsichtig drehe ich meine Hand aus der ihren. Sie zuckt. Ich beiße die Zähne zusammen. Das Schnarchen hat aufgehört, aber Miras Augen bleiben zu. Leise klettere ich aus dem Bett. Ich sollte unbedingt noch für morgen lernen. Aber anstatt die Bücher aus meiner Tasche zu nehmen, schleiche ich in den Flur und hole mir den Katalog, in den ich den Umschlag geschoben habe. Mit dem Finger reiße ich vorsichtig den Umschlag auf. Mira brummelt irgendwas. Aber zum Glück schläft sie weiter.

Liebe Nelli, ich hoffe, Du hattest einen guten Tag und die Süßigkeiten haben geschmeckt. Ich habe gleich noch eine weitere Herausforderung für Dich, etwas, das ziemlich sinnfrei ist und trotzdem Spaß macht. Falte nach der folgenden Anleitung einen Kranich, nimm dafür einfach irgendein altes Papier.

Gute Nacht wünscht Dir
Elias.

Der spinnt wirklich. Papierfalten. Ich bin total hoffnungslos in so was. Ich weiß nicht, warum ich es trotzdem mache, warum ich mein altes Briefpapier (wer schreibt eigentlich heute noch Briefe?) zu einem Quadrat verarbeite, und dann versuche, im Licht der Leselampe der Anleitung zu folgen. Komischerweise komme ich dabei richtig ins Schwitzen. Es entsteht eher ein Knäuel als ein Vogel. Ich versuche es noch mal. Ich mag es, wie sich das Papier anfühlt. Und während ich da so falte, weiß ich plötzlich, was ich tun werde. Ich rufe morgen einen Arzt für meine Mutter an. Und bestelle ihr gleich noch ein Taxi.

Nach dem neunten Versuch habe ich etwas zustande gebracht, für das Mira mich morgen früh bewundern wird. Und seltsamerweise bin ich sogar selbst stolz auf mich, ich, die nicht einmal das Papierschiffchen in der Grundschule hingekriegt hat. Zur Belohnung massiere ich mir selbst ein wenig den Nacken. Mensch, bin ich müde. Vielleicht sollte ich mir schnell ein paar Mandeln holen, die sollen ja angeblich Energie geben.

Leider bringt das auch nichts. Ich bin zu müde. Immer wieder fallen mir die Augen über dem Physikbuch zu. Sie wird schon nicht ausgerechnet mich morgen ausfragen.

ZU HAUSE

»Mama? Du hast um neun einen Termin bei Doktor Gruber. Das Taxi kommt um Viertel vor.«

Natürlich keine Reaktion.

Ich schüttle sie leicht. »Das kann so nicht weitergehen. Und wenn du nichts tust, muss ich eben handeln. Ich decke dich schon seit Tagen vor Papa.«

Ein kurzes Aufblitzen in ihren Augen, das ich nicht deuten kann.

»Papa denkt, dein Handy ist kaputt und dir geht es wieder gut.«

Ihre Augen sehen aus wie Seen, tief, unergründlich. Und irgendwie seltsam. Ich muss wegschauen.

»Vielleicht duschst du dich vorher?«

Ein leichtes Blinzeln.

»Mama, du stehst jetzt auf!«

Zu meiner eigenen Überraschung tut sie wirklich, was ich sage. Mira steht in der Tür, meinen Kranich in der einen, einen Kaffee in der anderen Hand. Unsere Mutter greift nach der Tasse.

»Nein«, sage ich scharf. »Die gibt's in der Küche!«

Ein guter Tag. Alle machen, was ich sage. Meine Mutter hat sich brav auf einen Stuhl gesetzt, mit eingesunkenen Schultern und krummem Rücken zwar, aber immerhin.

»Mira und ich müssen jetzt los«, sage ich. »Trink den Kaffee und dann duschst du.«

Ich hoffe, ich habe mir ihr Nicken nicht nur eingebildet.

Emil ist noch nicht mal angezogen, als wir ihm im Flur begegnen.

»Spinnst du?«, fahre ich ihn an. »Du hast in der ersten Stunde Unterricht!«

»Ich habe die Grippe.« Er grinst mich an.

Ich fasse es nicht.

»Sag mal, was ist eigentlich los? Schwänzt du, um mit den Loosern abzuhängen?«

»Also erstens habe ich eine Entschuldigung …«

»Hahaha.«

Triumphierender Blick. »Schreiben kann sie noch ganz gut.« Er zückt ein Blatt Papier, das ich ihm aus der Hand reiße.

Ein mit Computer geschriebener Text, darunter eindeutig die Unterschrift unserer Mutter. *Mein Sohn Emil kann leider die ganze Woche den Unterricht nicht besuchen, da er an Grippe erkrankt ist …*

Ich schüttle einfach nur den Kopf, dann halte ich das Papier hoch und fange an, es in der Mitte durchzureißen.

Emil schnappt es sich. »Du bescheuerte ...«

Ich grinse.

»Hör auf, so dämlich zu grinsen! Und nenn meine Freunde nie mehr Looser, sonst ...«

»Sonst was? Stechen sie mir die Fahrradreifen auf?«

»Du hast ja keine Ahnung!«

Ich verdrehe die Augen.

»Was steht in dem Brief?«, fragt Mira. Sie stellt sich auf Zehenspitzen und versucht, Emil die Entschuldigung abzunehmen.

»Nichts«, sage ich. »Komm, Mira, wir müssen.«

DER SPINNER

Mira bleibt vor dem Briefkasten stehen.

»Was ist?«, frage ich genervt und lasse die Tür wieder zufallen.

»Bestimmt ist wieder einer drin!«

Ich schüttle den Kopf. »Sicher nicht!«

»Schau nach!«

Weil ich jetzt wirklich keine Zeit für lange Diskussionen habe, tue ich ihr den Gefallen. Auch weil ich hundert Prozent sicher bin, dass ich recht habe.

Sie hat.

Der Typ ist anstrengend. Anscheinend hat er sonst nichts zu tun.

Diesmal ist auf dem Umschlag nur Himmel, so richtig kitschiger blauer Sommerhimmel mit Schäfchenwolken.

Mira grinst triumphierend, als sie ihn mir zeigt. »Ich darf aufmachen«, bestimmt sie.

»Der ist für mich«, sage ich.

Sie hört mir gar nicht zu, sondern fängt an, den Himmel zu zerreißen.

»Lies vor!«. Sie streckt mir den Zettel entgegen.

Guten Morgen, Nelli, dies ist Dein zweiter Abenteuertag. Falte noch mehr Kraniche und hänge sie heimlich an einem öffentlichen Platz auf, damit sich jemand dran freuen kann. Einen Tag voller Wunder wünscht Dir
Elias.

WELT

Frau Kretzschmar fragt natürlich doch mich aus und ich kann absolut überhaupt nichts. Sie selbst scheint darüber sehr unglücklich zu sein. Aber das nützt mir nichts. Die Fünf steht ja in meinem Notenspiegel, nicht in ihrem. Ich muss mir dringend was einfallen lassen, um das auszugleichen. Mein Vater wäre so was von enttäuscht. Und schuld daran ist nur dieser Spinner! Was bildet der sich eigentlich ein? Ich habe keine Zeit für so einen Quatsch wie Papierfigurenfalten. Ich werde ihm sagen, dass er mich mit seinen bescheuerten Briefchen in Ruhe lassen soll ...

»Hoppla!«

Beinahe wäre ich in Jochen hineingerannt.

»Sorry«, nuschle ich und merke, wie mein Gesicht ganz heiß wird.

Er grinst. »Bist du auf der Suche nach Sami?«

Ich nicke, weil das am einfachsten ist.

»Du willst aber nicht absagen, oder?«

Einen Moment lang weiß ich nicht, wovon er redet. Dann fällt es mir wieder ein, das Eisessen.

»Nee, nee«, sage ich schnell. »Es geht nur um den Ort.«

»Dann bin ich ja beruhigt.« Jochen grinst onkelhaft. »Der fährt nämlich voll auf dich ab.«

»Steigst du jetzt auf Jochen um?« Clara sieht mich mit gerunzelter Stirn an.

»Spinnst du?«

»So wie ihr euch gerade angesehen habt ...«

»Wir haben nur über Sam gesprochen.«

»Sam hat ein Foto von dir als Bildschirmhintergrund«, sagt Clara.

Lou kichert.

»Woher hat er das denn?«, frage ich.

»Von mir geklaut und eingescannt.« Clara grinst.

Ich schäme mich ein wenig. Die ganzen Probleme mit meiner Mutter haben mich von all dem abgehalten. Wenn alles normal wäre, hätte ich sicher genügend Zeit gehabt, um an ihn zu denken, um von ihm zu träumen. Aber so ...

»Und ich bin dann als Einzige Single in Spanien«, sagt Lou leise.

Spanien. Ich habe völlig vergessen, dass wir in zwei Wochen schon nach Spanien fahren. Wie soll das gehen mit Mira, wenn ich fort bin? Es kann doch nicht sein, dass ich, wegen meiner Mutter, daheimbleiben muss. Ich verstehe das alles nicht.

»Wie wär's denn mit Jochen?«, fragt Clara.

»Ich kenne ihn doch gar nicht richtig«, sagt Lou, hat

aber ein kleines Leuchten in den Augen. »Und außerdem weiß ich nicht, ob ich zurzeit wirklich einen will …«

Verständnisloser Blick von Clara.

»Weißt du, irgendwie sollte Liebe doch etwas Besonderes sein …«, sagt Lou.

Ich nicke.

»Ja klar«, meint Clara. »Ich möchte auf keinen Fall so was wie meine Eltern. Schon eher wie eure …«

Vielleicht wäre jetzt Gelegenheit, ihr den neusten Stand zwischen meinen Eltern zu erzählen: dass meine Mutter nur noch im Bett liegt und mein Vater sich mit seiner Doktorantin in den Niederlanden vergnügt.

»Meine sind ziemlich lahm«, sagt Lou, »aber die von Nelli flirten sogar noch richtig miteinander.«

Sie hat recht. Noch beim Schulsommerfest letztes Jahr haben sie sich benommen wie zwei Frischverliebte. Und später habe ich sie knutschend im hinteren Schulhof gefunden. Das kann doch nicht alles vorbei sein, einfach so.

Mein Vater hat einmal gesagt: »Anne ist die Einzige, mit der ich das kann, dieses Leben als Familienvater.«

Beinhaltet das, dass man mit seiner Doktorantin was hat?

»Was ist denn los, Nelli?« Clara stupst mich an. »Du siehst so traurig aus.«

Ich kann es ihnen nicht erzählen. Geht einfach nicht. »Physik«, sage ich, »ich habe Physik heute völlig verhauen.«

DER SPINNER

Er ist nicht im Park. Ausgerechnet.

Dabei habe ich nur eine halbe Stunde. Und musste meinen Freundinnen auch noch was vormachen. Ich habe ihnen erzählt, dass ich was für meinen Vater erledigen muss. Beinahe wäre Lou mitgekommen. Es wird wirklich Zeit, dass mein Leben wieder wird wie vorher. Höchste Zeit. Vielleicht konnte der Doktor meiner Mutter ja helfen. Ich will es einfach glauben.

Mit dem Schuh kicke ich Steinchen weg. Noch sind die Blätter an den Bäumen alle grün. Aber der Wind riecht schon nach Herbst.

Ich setze mich auf eine Bank, ziehe die Knie an. Ich fühle mich so unendlich müde. Eine alte Frau, ganz in Schwarz, wackelt auf einen Stock gestützt vorbei. Ihre Löckchen sind am Hinterkopf verfilzt, oben weiß, unten gelblich-blond. Ich sehe ihr nach, wie sie dahinschlurft. Bestimmt ist sie einsam und weiß nicht, was sie mit ihrem Tag anfangen soll.

»Elisa Weizern.« Die Bank wackelt ein wenig, als er sich neben mich fallen lässt. »Geht jeden Tag hier spazieren und ist immer noch eine großartige Fotografin.«

Ich sehe ihn an.

Er schaut zurück, sieht mir direkt in die Augen.

»Schlechten Tag gehabt?«, fragt er.

Ich nicke.

Schweigen. Er sitzt einfach da, neben mir. Und es scheint ihm gar nichts auszumachen, dass ich nicht fröhlich, sondern traurig-langweilig bin. Eigentlich genau so, wie man nie sein sollte. Sagt mein Vater. »Alt und einsam ist, wer sich so fühlt. Wenn es dir schlecht geht, versuche dir was auszudenken, das schön ist, sage dir was Positives und es wird besser. Menschen mit schlechter Laune ziehen nur ebensolche an. Und dann versinken sie gemeinsam in der Misere.«

Der Spinner sieht gar nicht traurig aus, einfach nur abwartend, wie jemand, den es komischerweise interessiert, wie es mir geht. Ich wette, das wäre anders, wenn er mich wirklich kennen würde, wenn er wüsste, wie kaputt mein Leben ist.

»Mein Bruder zieht mit Assis rum und schwänzt die Schule«, sage ich und beobachte ihn genau. Er beißt sich leicht auf die Unterlippe und hört nur zu. »Meine Mutter ist völlig komisch, ganz apathisch. Und ich lüge meinem Vater was vor, weil ich Angst habe, dass er sich von ihr trennt, wenn sie so drauf ist.«

»Warum sollte er das?« Er sieht mich mit hochgezogener Augenbraue an.

»Weil doch niemand mit so jemandem zusammen

sein will. Wie kann man jemanden lieben, der nur im Bett liegt, sich nicht kämmt, sich nicht wäscht und nichts isst?«

»Würdest du deinen Mann wirklich hängen lassen, wenn es ihm so schlecht geht?« Er sieht aus, als könnte er sich gar nicht vorstellen, dass jemand auch nur auf diese Idee kommen könnte.

»Wenn sie sich doch nicht helfen lässt! Ich habe ihr gesagt, sie soll zum Doktor gehen, aber sie ist einfach nicht gegangen!« Ich klinge total verzweifelt.

»Wahrscheinlich hat sie Angst.«

»Okay, kann ja sein. Aber sie hat schließlich Kinder. Meine Schwester ist noch klein. Um die muss sich doch jemand kümmern.«

Eine Träne läuft mir die Wange hinunter. Ausgerechnet. Weinen gilt nicht. Weinen ist nur für Schwächlinge. Ärgerlich reibe ich die Träne mit der Faust weg.

»Shit«, sagt er. »Das ist hart für dich.«

Da weine ich richtig los. Wegwischen geht nicht mehr. Ich sitze hier mit diesem komischen Jungen im Park und heule. Peinlich.

»Nelli, du musst unbedingt mit deinem Vater reden.« Seine Hand berührt meine Schulter. Ganz vorsichtig nur, fast so, als würde der Wind kurz drüberstreichen.

Ich schluchze. Schlucke. Aber die Tränen laufen einfach weiter.

»Natürlich habe ich ausgerechnet heute kein Taschentuch dabei«, sagt er und seufzt.

Da muss ich plötzlich lachen. Lachen, während mir

die Tränen aus den Augen spritzen. Er muss mich für völlig bescheuert halten. Aber es ist mir ziemlich egal, was er von mir denkt.

»Ich habe ihr heute einen Termin beim Arzt gemacht«, sage ich, als das Lachen etwas nachlässt, und wische mir mit dem Ärmel über das Gesicht. »Und gleich noch ein Taxi bestellt.«

»Mannomann.« Er schüttelt den Kopf. »Du bist der Hammer.«

Ich muss ein kleines bisschen grinsen.

Da fällt mir ein, dass ich dringend Mira abholen muss.

Er steht mit mir auf, geht neben mir her bis zur Straße. Gerade so, als wäre das ganz normal. Ich verstehe nicht, warum. Er kennt mich schließlich kaum.

»Tschüss dann«, sage ich und kann ihn nicht anschauen.

»Ich mag dich«, sagt er.

Ich starre ihn an. Jetzt hat er die Augen gesenkt, schaut auf seine Füße oder die Kiesel auf dem Weg.

»Ich glaube sogar, ich hab mich in dich verliebt.«

Mir fällt nichts ein, was ich dazu sagen könnte. Deshalb mache ich, dass ich schnell wegkomme. »Mira«, bringe ich nur heraus und: »Bis dann.«

ZU HAUSE

Stille, als wir die Wohnung betreten.

Mira wirft ihren Kindergartenrucksack auf den Boden, er schlittert bis zur Wohnzimmertür.

»Wo ist Mama?«, fragt sie und ihre Stimme ist ganz leise.

»Ich weiß nicht.« Ich schlucke.

Keine von uns rührt sich. Dann macht doch Mira den ersten Schritt in Richtung Wohnzimmer. Ich folge ihr.

»Mama?«

Keine Antwort.

Mira macht die Tür ganz auf. Ihre Schuhe klopfen auf dem Parkett.

Als Erstes sehe ich die Tasse. Ein Rest von dem Kaffee, den wir heute Morgen gekocht haben, ist noch drin.

Mein Herz klopft so stark, dass ich es spüren kann.

»Mama?«, fragt Mira wieder und läuft um das Sofa herum. Plötzlich bricht das Klackern ihrer Schuhe ab. Sie ist stehengeblieben. Über die Sofalehne hinweg sehe ich nur ihre Haare, sehe, wie ihr Kopf leicht zurückzuckt. Dann beugt sie sich vor. »Mama?« Angst in ihrer Stimme und noch irgendetwas anderes.

Ich schlucke und gehe selbst ums Sofa herum.

Mira beugt sich über eine Decke. Eine Decke, die keine Decke ist, sondern unsere Mutter, die sich in ein Eck kauert.

Plötzlich wird die Welt ganz schrill. Ich stehe neben Mira, ohne zu wissen, wie ich dort hingekommen bin.

»Mira.« Sie zuckt unter meiner Hand zurück.

Ein leises Stöhnen.

Ich drücke meine Hand fester auf Miras Schulter.

»Was ... Mama ... Der Arzt?«, bringe ich heraus.

»Ich konnte nicht.« Die Stimme meiner Mutter ist ein Flüstern. »Ich konnte einfach nicht. Es hat geklingelt und geklingelt.«

»Und seitdem sitzt du hier?«, frage ich.

»Ist das lange her?«

Ich nicke.

»Komm«, sage ich dann und strecke meiner Mutter die Hand hin. »Hier kannst du nicht bleiben.«

Mira weint still vor sich hin.

Die Hand meiner Mutter kommt mir ein Stück entgegen, sinkt dann schlaff zu Boden.

»Mama!« Meine Stimme wird lauter. »Du stehst jetzt auf!«

Diesmal klappt es. Wackelig zwar, aber sie erhebt sich. Als ich sie ins Schlafzimmer begleite, erinnert mich ihr Gang an den der alten Frau im Park.

Heute protestiert sie nicht einmal, als ich die Fenster aufreiße.

»Ich bin gleich zurück«, sage ich.

Mira steht immer noch mitten im Raum und weint. Ihr kleiner Körper wird von ihren Schluchzern geschüttelt.

Ich nehme sie in den Arm. Sie ist steif wie ein Brett. Hilflos streichle ich ihren Rücken, bis sie in meinen Armen schlaff wird.

»Mama?«, sagt sie. »Ich habe solche Angst um sie.«

»Ich auch.«

Wir sehen uns an.

»Wird sie irgendwann wieder gesund?«, fragt Mira.

»Ich hoffe«, sage ich. »Bald kommt Marion zurück. Die wird uns helfen. Machen wir ihr erst mal ein Brot.«

»Mit dick Butter.« Mira versucht zu lächeln und streicht sich dann den Rotz unter ihrer Nase mit dem Ärmel weg.

Ich nicke. Gemeinsam gehen wir in die Küche. Mira und ich. Und in diesem Moment glaube ich ganz fest, dass mein Vater unrecht hat. Dass es manchmal gut ist, wenn man seine Gefühle zugibt.

Unsere Mutter isst die Brote wirklich, zumindest eines.

»Es tut mir so leid«, sagt sie.

»Wird schon«, murmle ich. Auch wenn ich keine Ahnung habe, wie das gehen könnte.

Und Mira nickt ernsthaft.

Ich versuche zu lernen, während Mira auf dem Boden Klötze hin- und herschiebt. Ich kann mich nicht konzentrieren. Sie sieht so traurig aus. Viel zu traurig, für jemanden, der erst fünf ist.

»Machen wir die Krandingens?«, fragt Mira plötzlich.

Es dauert einen Moment, bis ich kapiere, dass sie das Papierfalten meint. Aber vielleicht ist das eine gute Idee. Ich nicke.

Irgendwann haben wir sogar zehn zusammen, und Mira ist ganz stolz auf das Gebilde, das sie zum Schluss fertiggebracht hat. Es ist nicht wirklich ein Kranich, aber ich denke, man kann es gelten lassen.

Draußen ist es grau und es wird schon fast dunkel. Wo Emil nur bleibt? Aber um ihn kann ich mich nicht auch noch kümmern. Er ist schließlich nur ein Jahr jünger als ich und sollte mir eher mit Mama und Mira helfen …

»Jetzt aufhängen!«, bestimmt Mira und sieht wieder ein wenig fröhlicher aus. Fast so wie früher.

Ich lächle. Okay, warum eigentlich nicht?

So kommt es, dass Mira und ich unter dem grauen Himmel im Septemberwind stehen und Papiervögel an einem Busch auf dem Spielplatz am Teutoburger Platz aufhängen. Der Wind lässt das Papier knistern und meine Hände werden ganz kalt. Mira versucht, den letzten Vogel an einem Ast zu befestigen, den sie fast nicht erreichen kann. Immer wieder springt sie in die Höhe. Ein Mann mit einem Hund geht vorbei.

»Na, Kinder«, sagt er, »ist nicht längst Schlafenszeit?«

»Wir sind Vampire«, sage ich und grinse. In diesem Moment ist es mir sogar egal, dass er mich als Kind bezeichnet hat.

Er schüttelt den Kopf und geht ein Stück weiter, wo sein Hund mitten auf den Weg kackt.

Mira hat es endlich geschafft. Sie nimmt meine Hand und gemeinsam bewundern wir unser Werk. »Ob das morgen noch da ist?«, fragt sie.

»Ganz bestimmt«, sage ich.

Als wir heimkommen, ist Emil auch da. Lautes Geballer aus seinem Zimmer. Mira sieht mich fragend an und ich zucke nur die Achseln. »Spinner.«

Sie lächelt vorsichtig.

Der Anrufbeantworter blinkt.

Wir haben den Anruf unseres Vaters verpasst.

»Hallo, meine Lieben!«, dröhnt seine Stimme etwas verzerrt vom Band. »Offenbar seid ihr alle ausgeflogen. Mitten unter der Woche.« Er lacht. »Aber ich habe eh nur kurz Zeit. Heute geben die Kollegen aus der Musikwissenschaft ein Konzert. Ich hab euch lieb. Küsschen.«

WELT

Wir haben eine Freistunde. Deshalb sitzen Lou, Clara und ich vor dem *Kauf dich glücklich* und trinken einen Latte. Hier in der Sonne ist es gerade noch warm genug. Ich bin froh, dass mich heute keiner ausgefragt hat. Ich wäre sicher nicht besser gewesen als gestern.

»Bist du aufgeregt?«, fragt Lou.

»Hmhm«, mache ich nur. Mein Kopf ist momentan so voll, dass ich das Date mit Sam immer wieder vergesse.

»Ihr seht so süß zusammen aus«, sagt Clara. »Er so blond und du so dunkel. Und außerdem habt ihr so viel gemeinsam.«

Sie hat recht. Wir sind beide gute Schüler, vor allem in Sprachen. Wir mögen beide Ballspiele und hören die gleiche Musik. Er hat zwei jüngere Geschwister und seine Eltern sind auch beide an der Uni. Allerdings sind sie geschieden. Ich hoffe, meine nicht auch bald.

»He, guck mal den da!« Clara kichert.

»Oh Mann, so was habe ich schon lange nicht mehr gesehen. Die Haare. Oh mein Gott!« Lou lacht ebenfalls.

Ich schaue hin. Und sehe ihn. Den Spinner. Auf einem altmodischen Damenfahrrad. Nicht mal eines von den coolen, sondern eines aus den Achtzigerjahren und auch noch in Lila.

»Und diese langweiligen Klamotten und Supermarktturnschuhe!« Clara schüttelt den Kopf.

»Schlimmer geht's nicht«, meint Lou.

Ich schlucke.

Da bemerkt er mich. Sein Gesicht hellt sich auf und er lacht wieder sein breites Sommersprossenlachen. Der Spinner macht einen Schlenker mit dem Rad, fährt beinahe gegen den kleinen Zaun, der einen Baum umgibt, und kommt direkt auf uns zu.

Ich will das nicht. Muss irgendwas tun. Er kommt immer näher. Jetzt winkt er auch noch.

»He, kennt den etwa jemand?« Clara lacht, als wäre das völlig unmöglich.

Lou schüttelt den Kopf.

»Hi, Nelli!«, ruft er, winkt noch mal. Das Fahrrad schlingert.

Clara und Lou starren mich an.

»Der Spinner vom Park«, sage ich.

»Der, der so komisch grinst!« Clara und Lou versuchen es beide.

Jetzt ist er ganz nah, in Hörweite.

Ich weiß nicht, was ich tun soll.

»Und der auf Edelweiß und Kinderbücher abfährt und fremde Leute anquatscht«, macht Lou weiter. Die beiden lachen.

»Oh Mann, du hattest recht. Wenn man ihn live sieht, ist er sogar noch freakiger!«, sagt Clara kopfschüttelnd.

Wieder machen die beiden sein Grinsen nach, sehen mich auffordernd an.

Mein Lachen klingt meckernd, hysterisch.

Und meine Freundinnen lachen mit.

Der Spinner sieht mich an. Einen Moment nur. Seine Augen sind traurig, das Lächeln verschwunden. Dann fährt er einen Bogen. Ist fort.

»Sah aus, als würde er denken, er hätte Chancen bei dir.« Wieder lachen Lou und Clara. Einfach weil dieser Gedanke zu absurd ist.

Ich lache nicht mit. Kann nicht. Will dieses fiese Lachen nicht mehr hören.

»Ich muss mal kurz aufs Klo«, sage ich.

»Ist was?« Lou sieht mich durchdringend an. »Du klingst komisch. Dir tut doch nicht etwa der schräge Vogel leid?« Total ungläubig.

»Ich muss einfach mal.« Zum Beweis presse ich die Beine zusammen.

»Ach so, aufgeregt vor dem Date. Na, klar.« Die beiden scheinen beruhigt.

Im Spiegel sehe ich mich an. Meine Augen sehen traurig aus. Fast so wie die des Spinners. Aber warum? Ich hatte doch nicht vor, ewig mit ihm bekannt zu sein. Und doch war es irgendwie lustig. Weil er so anders ist, weil er der Einzige war, mit dem ich reden konnte. Aber bestimmt wäre jetzt sowieso alles schwierig geworden, wo er in mich verknallt ist. Wir passen einfach nicht zusammen. Das müsste er doch sehen!

Als ich zurückkomme, ist Sam da. Er sitzt an meinem Lieblingstisch im Eck und blättert gespielt cool in einer Zeitschrift. Ich hoffe, ich bin nicht so leicht zu durchschauen. Seine Haare leuchten in der Sonne. Sam ist hübsch, kein Zweifel. Ich versuche zu lächeln, als ich auf ihn zugehe.

»Hi.« Er strahlt mich an.

Seine Zähne sind wirklich schön.

Ich setze mich ihm gegenüber.

Niemand sagt was. Dann machen wir gleichzeitig den Mund auf. Und lachen.

»Endlich klappt das mal«, sagt er.

Ich nicke.

»Was willst du denn trinken?«

»Vielleicht einen Milchshake. Ich hatte schon einen Kaffee«, sage ich.

Wir mögen beide Erdbeere am liebsten.

Auch sonst ist es einfach, sich mit Sam zu unterhalten. Wir reden über die Schule, die Lehrer und kurz über Clara. Er besteht darauf, zu bezahlen, und ich ziere mich erst ein wenig, dann sage ich Ja.

Gemeinsam gehen wir noch eine Runde durchs Viertel. Und irgendwie ist es ganz natürlich, dass er meine Hand nimmt.

»Du bist immer so ausgeglichen«, sagt er, »das mag ich besonders an dir.«

Du kennst mich kein bisschen, denke ich. Und lächle.

Wir bleiben unter einem Baum stehen.

Er sieht mich an. Seine Wimpern sind lang und gebogen.

Dann zieht er mich an sich. Seine Hände streicheln meinen Rücken. Es fühlt sich gut an. Er beugt sich herunter und riecht an meinem Haar. Ich bin froh, dass ich es heute Morgen noch gewaschen habe.

»Nelli«, murmelt er.

Dann legt er eine Hand unter mein Kinn, hebt es sanft an.

Sams Mund berührt meinen.

Und ich zucke zurück. »Ich muss dringend ...«

Er zieht mich noch näher zu sich ran, sein Kopf folgt meinem.

Ich befreie mich aus seinen Armen. »Ich ... Es tut mir leid.«

Sams Hände hängen schlaff nach unten, sein Mund ist ein klein wenig offen. »Aber ich versteh nicht ...«

»Tut mir echt leid. Aber es geht nicht. Ich muss wirklich los«, sprudelt es aus mir heraus. »Bis morgen dann.«

Ohne mich noch einmal umzudrehen, laufe ich davon. Ich jogge beinahe.

Als ich vor Miras Kita ankomme, bin ich durchgeschwitzt. Ich verstehe mich nicht. Keine Ahnung, warum ich das getan habe. Vermutlich habe ich gerade eine großartige Chance einfach so verpatzt. Und ich bin viel zu früh. Langsam drehe ich mich um, gehe noch mal nach Hause. Hoffentlich begegnet mir jetzt niemand.

DER SPINNER

Erstaunlicherweise ist ein weiterer Brief im Briefkasten. Den muss er eingeworfen haben, kurz bevor wir ihn auf dem Fahrrad gesehen haben. Ich gehe in den Hinterhof, setze mich auf eine Bank und mache ihn vorsichtig auf.

Liebe Nelli,

meine Mutter hat als Studentin ganz in der Nähe eures jetzigen Hauses gelebt. Sie schwärmt immer davon, wie die Leute vor der Wende über die Hausdächer spazieren gegangen sind. Man konnte ganze Straßenzüge entlanggehen, sagt sie. Und dann hat man irgendwo Fremde getroffen und zusammen etwas getrunken und ein wenig geredet. Sie behauptet, dann hätte sie manchmal sogar die Sterne singen gehört. Mein nächster Auftrag ist also: Klettere heute Nacht aufs Dach und sieh Dir die Sterne an.

Elias.

Wieder so eine verrückte Idee. Aber natürlich gilt der Brief nicht mehr. Das ist vorbei. Vielleicht ganz gut. Schließlich ist mein Leben so schon kompliziert genug. Ich will nicht mehr denken. Einfach nur Mira abholen und hoffen, dass alles gut wird. Irgendwie. Nur noch ein paar Tage, bis Marion wiederkommt.

ZU HAUSE

Alles unverändert. Meine Mutter liegt wieder im Bett und Mira und ich spielen Memory.

»Nein«, behaupte ich, »kein Brief. Ich vermute, er hat die Lust verloren.«

»Glaub ich nicht«, protestiert Mira. »Der ist nicht so!«

»Pass lieber auf, sonst gewinne ich noch«, sage ich.

Sie konzentriert sich wieder aufs Spiel. Ihre Zungenspitze hängt ein wenig aus dem Mundwinkel. Ich muss beinahe darüber lachen. Und habe das Gefühl, endgültig aus dem normalen Leben verschwunden zu sein. Vielleicht werde ich verrückt. Wie meine Mutter. Denn normal ist das alles nicht. Ich weiß nicht, was dann aus Mira werden soll.

TELEFON

»Hallo, Große. Alles klar?«

»Ja. Sicher.«

»Wie war's gestern?«

– – –

»Na, wo wart ihr gestern? Abends?«

»Ach so, nur bei Marion. War ganz okay. Kennst sie ja. Und bei dir?«

»Alles bestens. Ich lerne jetzt ein wenig Niederländisch. Das könnte dir auch gefallen. Ist gar nicht so schwer. *Ik voel me prima* heißt zum Beispiel ›Mir geht es gut‹.«

»Ik voel me prima.«

»Na siehst du, mein kleines Sprachgenie!«

»Danke.«

»Anne hat immer noch kein neues Handy?«

»Nein. Zu viel los. Und sie wartet da auf ein besonderes Angebot von ihrem Anbieter.«

»Klar. Man kann da eine Menge sparen. Sie soll sagen, dass ein anderer Anbieter ihr ein ganz verlockendes Angebot gemacht hat. Kann ich sie mal sprechen?«

– – –

»Ist sie schon wieder nicht da?«

»Äh, ja. Leider. Mutter-Kind-Bastelabend in Miras Kita.«

»Was? Schon wieder?«

»Ja. Laternen.«

»Ist das nicht ein bisschen früh?«

»Finden wir auch.«

»Na dann, gib allen einen Kuss von mir. Und sag Anne, sie soll mich anrufen, ja?«

ZU HAUSE

Mira schläft. Fahles Straßenlaternenlicht. Vom Zimmer aus kann man keine Sterne sehen. Vorsichtig stehe ich auf, ziehe mir eine Jeans an und ein Sweatshirt über das Schlafshirt. Im Flur liegen meine Sneakers herum. Ohne Socken schlüpfe ich hinein.

Vom Dachgarten aus ist es gar nicht so schwer, aufs Dach zu kommen. Wenn man einen Stuhl nimmt. Vorsichtshalber schaue ich nicht nach unten.

Die Dachziegel sind rau und kühl. Ich hangle mich vorwärts, es geht ziemlich flach nach oben. Trotzdem bin ich froh, als ich auf dem kleinen Absatz ankomme. Ich setze mich hin und schaue vorsichtig nach oben. Sterne. Es sind wirklich Sterne zu sehen. Früher hat mein Vater einmal versucht, mir zu erklären, wie sie alle heißen. Ich habe es mir nie merken können. Sie waren einfach nur Sterne, leuchtend und ganz weit weg. Manchmal habe ich mir gewünscht, sie fangen zu können, genau wie im Märchen *Die Sterntaler*. Ich merke, dass ich plötzlich ganz ruhig bin. Vorsichtig lehne ich mich ein Stück zurück. So kann ich noch besser sehen. Es sind so unendlich viele. Irgendwas in mir beginnt zu lächeln. Jetzt, wo die Welt so seltsam geworden ist und plötzlich nichts mehr ist, wie es mal war, existiert die Realität vielleicht überhaupt nicht mehr. Vielleicht ist es jetzt sogar möglich, dass die Sterne zu singen anfangen. Wer weiß.

Ich bin nicht mehr Nelli, sondern irgendwer anders. Meine Fünf in Physik, mein verpatztes Date mit Sam, alles ist ganz weit weg. Die Welt, die ich zu kennen glaubte, hat ihren Sinn verloren. Hallo, Sterne, sage ich in Gedanken. Egal was passiert, wir sind immer da, antworten sie. Auch wenn du uns mal nicht siehst.

Ich schüttle den Kopf und lache ein wenig über mich selbst, über meine verrückten Gedanken. Die habe ich mir eigentlich abgewöhnt, damals mit sechs, als ich in die Schule kam. Vorher war die Welt für mich voller Magie, voller Hexen und Feen und Monster unter dem Bett. Mein Vater hat sie alle vertrieben und mit der Zeit habe ich sie selbst völlig vergessen ...

Plötzlich ein Geräusch. Ein Stuhl wird gerückt. Ich linse nach unten. Jemand steht auf der Dachterrasse. Jemand in einem geblümten Nachthemd mit langem, zerzaustem Haar. Meine Mutter. Sie beugt sich über das Geländer. Ich halte die Luft an. Die Welt bleibt einen Moment lang stehen.

Dann geht alles ganz schnell. Sie nimmt meinen Stuhl, schiebt ihn langsam in Richtung Geländer, setzt einen Fuß darauf ... Und ich rutsche schnell vom Dach herunter, halte mich an den Ziegeln fest, lasse die Füße nach unten baumeln und springe dann. Es knallt, als ich auf der Dachterrasse lande, und ich verstauche mir den Knöchel. Egal. Sie hat sich umgedreht, sieht mich einen Moment lang an. Dann hält sie sich an der Lehne fest und klettert ganz auf den Stuhl, breitet die Arme aus.

»Mama!« Mit einem Satz bin ich bei ihr, klammere mich an sie.

»Es geht nicht mehr«, sagt sie leise. Fast tonlos.

»Komm da runter!«

»Ich kann nicht mehr. Ich kann das alles nicht mehr ...« Ihr Gesicht fahl, fast leblos.

»Komm da runter!«, wiederhole ich.

»Ich muss ... Es geht nicht ...«, wiederholt sie.

Und ich zerre, zerre sie am Arm. Der Stuhl kippt um und sie fällt mir entgegen, fällt auf mich drauf. Wir landen beide auf dem Boden.

Ihr Knie drückt mir in den Magen.

Ich beiße die Zähne zusammen.

Sie rührt sich nicht.

Vorsichtig rolle ich sie von mir runter.

Trotzdem knallt sie auf den Boden, steif wie ein Brett.

»Mama!«

Sie stöhnt leise.

Ich stehe auf, mein Knöchel tut höllisch weh.

Meine Mutter hat sich eingerollt, liegt da wie ein Baby.

»Mama, du stehst jetzt auf!«, höre ich mich sagen.

Sie fängt an, ein wenig zu wippen. Sonst nichts.

»Mama!« Meine Stimme klingt fest und befehlend. »Du stehst sofort auf!«

»Kann nicht!«

»Natürlich kannst du!« Ich zerre an ihrem Arm. Sie ist schwer.

Als ich loslasse, sackt ihr Arm einfach zurück.

»Verdammt«, schreie ich, bin richtig wütend. »Sofort, habe ich gesagt!«

Und sie rührt sich, setzt sich auf und stemmt sich dann langsam hoch. Ich kann es selbst kaum glauben.

Ich packe sie am Arm. »Komm.« Meine Wut ist genauso schnell vergangen, wie sie gekommen ist. Ich merke, dass ich zu weinen angefangen habe, Tränen tropfen mir aus den Augen und landen vor mir auf dem Holzboden.

Sie lässt sich von mir ins Haus führen, zurück in ihr Bett.

Dort rollt sie sich sofort wieder ein. Ich bleibe stehen.

»Warum?«, bringe ich zwischen meinen Schluchzern heraus.

Stille. Bis auf das Geräusch eines vorbeifahrenden Autos, draußen auf der Straße, ist alles still.

»Warum hast du das getan?«

»Ich kann nicht mehr.« Leise, schleppend.

»Und wir? Sind wir dir völlig egal?«

»Natürlich nicht, ich …«

»Du machst das nie wieder, versprochen?«

Sie nickt kaum merklich. Ihre Augen sind ganz rot, aber sie weint nicht.

Ich glaube ihr nicht.

»Ich bleibe hier«, sage ich und lege mich neben sie auf das Bett meines Vaters.

Wir liegen zusammen wach, starren zusammen zur Zimmerdecke, die grau scheint in der Nacht. Ich fühle mein Herz klopfen, mitten in der Stille und Leere. Ich weiß nicht, was ich tun soll.

»Ist es wegen Papa?«, frage ich schließlich.

Keine Antwort.

»Mist«, sage ich. »Ich kann auch nicht mehr.«

Und dann wähle ich die Handynummer meines Vaters. Er hat es ausgeschaltet, die Mailbox geht sofort dran.

»Papa, du musst dringend zurückrufen!«, sage ich.

Meine Mutter liegt neben mir, atmet und sagt kein Wort.

Ich habe das alles so satt.

Mein Kopf ist voller Bilder, Erinnerungen aus vergangenen Tagen. Meine Mutter, die mir riesig vorkommt, stark und schön. Sie, die mich vor Hexen retten kann, weil sie selbst eine ist. Im Geheimen natürlich. Ihre immer etwas heisere Stimme, als sie mir Märchen vorliest. Ich bettle und bettle und aus einem werden zwei. Sie liest gerne, sagt sie. Die Erzieherin in der Kita, die mir erklärt, dass es keine Hexen gibt und ich auf keinen Fall eine verwunschene Prinzessin bin. Ich, die ich trotzig darauf beharre. Und dann müssen meine Eltern kommen. So kann sie nicht zur Schule gehen, sagt die Erzieherin, sie ist in der magischen Phase stecken geblieben. Ich sehe meine Mutter Hilfe suchend an. Sie muss der blöden Erzieherin nur eine Warze anhexen, eine dicke haarige mitten auf ihrer blöden, kleinen Nase. Aber meine Mutter sieht nur zu Boden. Das wird sich jetzt ändern, sagt mein Vater, ich nehme das in die Hand. Meine Mutter wird kleiner, schrumpft.

Von da an gibt es eine Menge Papa-Nelli-Zeit und keine Märchen mehr. Alle Bücher sind verschwunden. Mama, sage ich und weine, wo sind die Märchen? Sie beißt sich auf die Lippe, Papa kümmert sich drum. Er kümmert sich um Bücher über Tiere, Maschinen und Sterne. Bücher ohne Geschichten und voller Informationen. Er besorgt bunte geometrische Formen und lehrt mich Rechnen, später auch Lesen und Schreiben. Ich bin die Beste, als ich in die erste Klasse komme. Aber um Märchen kümmert er sich nicht. Und meine Mutter wird hauptsächlich Emils Mutter und später die von Mira. Ich bin von nun an ein Papakind. Ganz der Papa, sagen alle Leute. Und mein Vater lächelt stolz. Sie ist eine Intellektuelle, meine Kleine. Ich bin gerne Papas Liebling, mag es, wenn er mich lobt. Manchmal, ganz manchmal nur noch, vermisse ich die Märchen oder meine Mutter.

Sie liegt da, atmet gleichmäßig und scheint zu schlafen. Ich sehe zu, wie es draußen langsam hell wird.

»Nelli!« Miras ängstliche Stimme auf dem Flur.

»Hier.« Meine Stimme ist heiser. Sie kann mich unmöglich hören. Schnell stehe ich auf. Sie steht im Flur, mit großen Augen. »Wo warst du?«

Ich nehme sie in die Arme, drücke sie ganz fest an mich.

»Aua«, sagt sie. »Du tust mir weh!«

Ich lasse ein wenig locker.

»Ich war bei Mama«, sage ich. »So geht es nicht mehr weiter. Ich habe versucht, Papa anzurufen.«

»Ja?«

»Er hat das Handy ausgeschaltet.«

Sie sieht mich an. »Hast du geweint?«

»Ja.«

»Ich dachte, du weinst nie.«

»Manchmal ist Weinen richtig gut«, sage ich.

Sie nickt. »Aber Papa glaubt das nicht.«

»Papa hat keine Ahnung. Ich muss zu Mama zurück.«

»Ich komme mit.«

Sieben Uhr. Ich versuche es noch einmal auf dem Handy meines Vaters. Es klingelt, also hat er es inzwischen eingeschaltet. Warum hat er meine Nachricht nicht abgehört? Es klingelt und klingelt. Schließlich wieder die Mailbox. »Papa, bitte ruf zurück!«

Mira sieht mich mit großen Augen an.

Ich zucke die Schultern.

Unsere Mutter ist wach geworden, rührt sich ein wenig und stöhnt.

»Ich mache Kaffee!«, ruft Mira und springt auf. Sie liebt die Maschine.

»Geht's dir ein bisschen besser?«, frage ich leise.

Meine Mutter macht die Augen wieder zu.

Ich greife nach ihrer Hand. Sie ist kalt.

Endlich klingelt das Telefon.

TELEFON

»Nelli, was ist denn los? Warum rufst du mich mitten in der Nacht an?«

»Mama geht es total schlecht.«

»Aber da kann ich doch auch nichts tun, hier in Holland. Ruf doch einen Arzt an!«

»Sie wollte ... also, sie wollte von der Dachterrasse runterspringen.«

»Bitte?«

»Sie sagt, sie kann nicht mehr.«

»Da hast du sicher was missverstanden ...«

»Meinst du, ich bin blöd?«

»Meckere mich nicht so an! So rede ich überhaupt nicht mit dir.«

»Ach scheiße!«

»Jetzt hör mal gut zu, Nelli. Du beruhigst dich jetzt wieder und gibst mir mal kurz Anne.«

»Ja, okay.«

– – –

»Hm.«

– – –

»Nein.«

– – –

»Müde.«

– – –

»Glaubst du mir jetzt, Papa?«

»Sie hat doch nur gesagt, dass sie müde ist. Sie hat halt viel gearbeitet in letzter Zeit.«

»Hat sie doch gar nicht.«

»Weißt du was? Ihr macht euch jetzt erst mal ein schönes Frühstück. Esst alle zusammen und dann geht ihr in die Schule. Lasst eure Mutter mal tüchtig ausschlafen, und wenn ihr mittags nach Hause kommt, ist die Welt wieder in Ordnung.«

– – –

»Nicht schmollen, Große. Ich verstehe ja, dass Jugendliche heutzutage zum Dramatisieren neigen. Ist ja kein Wunder bei den Medien. Was da an Panikmache so läuft ... Vertrau mir, tu, was ich sage, und ich rufe mittags wieder an. Du wirst sehen, dann sieht alles schon wieder ganz anders aus.«

ZU HAUSE

Mittlerweile ist auch Emil wach geworden. Er steht mit strubbligem Haar und nur mit Unterhose bekleidet im Flur. »Was ist denn los?«, fragt er.

Ich schlucke.

»Du siehst beschissen aus.«

»Danke«, sage ich. »Mama wollte heute Nacht von der Dachterrasse springen. Und Papa sagt, wir sollen ruhig alle zur Schule gehen!«

»Was?« Er starrt mich mit offenem Mund an. »Wollte sie wirklich?«

Ich nicke.

»Shit.« Und in diesem Moment habe ich ihn wieder zurück, meinen Bruder. Alle Coolness ist verschwunden. »Was machen wir jetzt?«, fragt er.

»Keine Ahnung. Auf jeden Fall nicht in die Schule gehen, wie Papa meint. Wer weiß, was sie in der Zwischenzeit tut.«

»Papa denkt doch sowieso nur mit dem Schwanz!«

»Emil!«

»Stimmt doch.« Er grinst.

Und irgendwie hat er wohl recht.

In der Küche scheppert es. Mira hat eine Tasse runtergeworfen. Sie steht in einem Kaffeesee.

Wir frühstücken auf Mamas Bett. Aber niemand außer Mira isst. Nicht einmal Emil. Meine Mutter liegt da, als würde sie das alles gar nichts angehen. Sie ist ganz weit weg.

»Wir müssen mit jemandem reden«, sagt Emil. »Jemand muss uns helfen.«

Ich überlege. Und komischerweise fällt mir der Spinner ein. Vielleicht weil ich ihm schon so viel von diesem Problem erzählt habe. Vielleicht weil es mir egal ist, wenn ich vor ihm zu weinen anfange. Er hat das schließlich schon mal gesehen. Vielleicht weil ... Ich weiß es auch nicht.

»Ich kenne da jemanden«, sage ich. »Bleibt ihr hier?«

Die beiden nicken ernsthaft.

Wenn ich mich beeile, kann ich ihn noch vor der Schule abfangen.

DER SPINNER

Es dauert ewig, bis die Straßenbahn endlich kommt. Ich hoffe, ich finde die richtige Schule. Ein Gymnasium in der Nähe vom Park ...

Ich frage schließlich eine Gruppe Mädchen mit schwarzen Haaren. Ungefähr die Hälfte von ihnen trägt ein Kopftuch.

»Das Gymnasium? Gleich da vorn ums Eck!«, sagt die mit den Locken und dem hellblauen Lidschatten.

»Danke!« Ich hetze weiter.

Als ich ums Eck biege, sehe ich, dass sie stehen geblieben sind und mir nachschauen. Kein Wunder! Meine Haare sind völlig ungekämmt, und ich habe immer noch die Sachen an, die ich heute Nacht angezogen habe. Ohne das Schlafshirt drunter allerdings. Ganz zu schweigen von Make-up. Hoffentlich sieht mich niemand, der mich kennt.

Das Gymnasium ist ein hässlicher Bau aus den Siebzigerjahren mit einer kleinen Treppe zur Eingangstür hinauf. Der asphaltierte Hof ist umgeben von einem Eisenzaun, der dringend mal wieder gestrichen werden müsste. Im Gebüsch liegen Chipstüten und Eispapier. Ich hoffe, der Kasten hat keinen Hintereingang. Gruppen von Schülern drängen an mir vorbei. Manche sehen mich an. Ich schaue schnell weg, damit niemand mich anspricht. Es ist Viertel vor acht. Hoffentlich gehört er nicht zu den Leuten, die immer schon wahnsinnig früh in ihrer Schule sind ...

Vielleicht sollte ich einfach wieder verschwinden. Was will ich hier eigentlich? Ich habe hier nichts zu suchen. Manche der Schüler tragen Sporthosen zum Unterricht, sogar solche, die man an der Seite knöpft. Und ein paar Mädchen haben Röcke an, die so kurz sind, dass man sie an unserer Schule sofort nach Hause schicken würde. Der Spinner kann mir bestimmt auch nicht helfen. Wie auch? Ich will gerade wieder gehen, da sehe ich ihn. Umringt von einer ganzen Traube Leute. Die meisten sind Mädchen. Einige davon extrem hübsch. Ich beiße mir auf die Lippe und trete dann einen Schritt vor. »Hallo?«

Er hört mich nicht. Nur eines der Mädchen, eines mit Punk-Outfit und einem kleinen Ring an der Oberlippe, dreht sich zu mir hin, ihr Blick streift mich kurz und verschwindet dann wieder.

»Hallo ...« Ich mache noch einen Schritt vorwärts.

Jetzt bemerkt er mich, eindeutig. Er sieht mich einen Moment lang an, den Kopf leicht schräg. Etwas Kaltes ist in seinem Blick. Aber dann dreht er sich um und sagt irgendwas zu dem rothaarigen Mädchen neben ihm.

»Elias«, sage ich.

Das rothaarige Mädchen lächelt mich an. »Da will jemand was von dir, Elias!«

Sein Blick streift mich nur kurz. »Muss ein Irrtum sein.« Seine Stimme wackelt ein wenig.

»Bitte«, sage ich. »Kurz nur.« Mittlerweile starren mich alle seine Freunde an.

Elias seufzt tief. »Meinetwegen. Zwei Minuten.«

Wir stehen uns direkt gegenüber.

»Wir warten dann drinnen«, sagt ein Junge mit pechschwarzem Pferdeschwanz und Kohleaugen.

Gemurmel. Sie gehen weiter.

Elias weicht mir mit den Augen aus.

Mein Hals fühlt sich plötzlich ganz dick an.

»Ich dachte, ich bin total peinlich. Der Spinner vom Park. Der live sogar noch viel freakiger ist. So richtig zum Totlachen.«

Ich schlucke. »Es ... es tut mir leid«, sage ich lahm.

Er wendet sich ab. »Na dann. Tschüss.«

»Bitte«, sage ich. »Ich brauche dich.«

»So so.« Seine Augen sind immer noch kalt.

»Ich weiß nicht ... Ich kenne niemanden, mit dem ich ... Also, meine Mutter wäre heute Nacht beinahe von der Dachterrasse gesprungen. Ich habe sie nur bemerkt, weil ich gemacht habe, was in deinem Brief stand. Ich war Sterne anschauen ...«

Um uns herum Schüler, die schnell zum Schultor gehen. Es gongt.

»Ich weiß wirklich nicht, was ich machen soll. Mein Vater tut so, als würde ich spinnen.«

»Sie wollte wirklich …?«, fragt er, und seine Stimme klingt nun wieder so, wie sie im Park immer geklungen hat.

Ich kann nur nicken.

»Sie braucht dringend Hilfe«, sagt er.

»Ich weiß. Aber sie will einfach nicht zum Arzt gehen.« Meine Augen jucken, sind völlig trocken. Ich reibe mir mit dem Arm drüber.

»Ich kenne da vielleicht jemanden … Frau Kögl aus der Beratungsstelle. Sie ist die Nachbarin von Sezay.«

»Wer ist Sezay?«, frage ich irritiert.

»Ein Freund von mir. Also, die Beratungsstelle ist in der Nähe der Arkaden, du gehst da lang …«

»Kannst du nicht mitkommen?« Ich höre mich kläglich an. Ein wenig wie Mira. Peinlich.

Er seufzt.

Ich halte seinem Blick stand, sehe ihm in die Augen und frage mich, was er sieht.

Seine Augen sind wieder, wie sie immer waren.

Schließlich nickt er. »Okay.« Mit einer hilflosen Geste breitet er kurz die Arme aus. »Dann lass uns hier schnell verschwinden, bevor mich ein Lehrer sieht.«

Ich erzähle ihm alles so genau wie möglich. Alles über die letzten Tage. Außer der Sache mit Sam natürlich. Er hört einfach nur zu. Komischerweise ist es beruhigend, dass er neben mir hergeht. Als ich vom Telefonat mit meinem Vater erzähle, schüttelt er den Kopf.

»Was?«, frage ich.

»Ich sage das nicht gerne, aber dein Vater ist der größte Egoist, von dem ich je gehört habe.«

»Er …« Ich schlucke. »Er tut eine Menge für mich.«

»Ja?« Er bleibt vor einem Haus mit blau gestrichener Vordertür stehen. »Wir sind da.«

Er drückt auf die Klingel, hat lange, schmale Finger, richtig schöne Hände.

Der Türöffner summt.

Wir stehen in einem kalten Vorraum. Kinderwagen an beiden Seiten.

»Hier lang!« Elias deutet auf die Tür rechts.

Sie geht auf, als er dagegendrückt.

Zimmerpflanzen und ein Kokosteppich. Eine junge Frau kommt uns entgegen.

»Guten Morgen«, sagt sie. »Zur Schwangerschaftsberatung?«

Ich merke, wie mein Gesicht heiß wird, und auch Elias ist knallrot geworden.

»Nein«, sagt er schnell. »Wir wollten zu Frau Kögl.«

»Habt ihr einen Termin?« Die Frau lächelt noch immer freundlich und zieht an ihren kleinen Zöpfen.

»Nein«, sagt Elias. »Es ist ein Notfall.«

»Sie ist beschäftigt.« Das Lächeln ist verschwunden. Der Mund der Frau ein Strich.

»Es geht um Leben und Tod«, versucht Elias es wieder.

»Tut mir leid.«

»Komm«, sage ich und packe Elias am Arm. »Es hat keinen Sinn …«

»Es ist wirklich wichtig! Sagen Sie ihr, Elias Daniel ist hier. Bitte.« Er bleibt einfach stehen, die Beine fest auf dem Boden.

Die Frau seufzt. »Es geht wirklich nicht.«

»Frau Kögl!«, ruft Elias laut.

Wir zucken beide zusammen, die Frau und ich.

Ein Kopf mit weißem Pagenschnitt wird aus einer Tür gestreckt, freundliche Augen hinter einer großen Brille. »Ruft mich da wer?«

Elias grinst triumphierend. »Ja, ich.«

»Oh, hallo, Elias!« Die Frau lächelt breit und kommt ganz auf den Flur heraus. Sie ist klein, hält sich aber sehr gerade.

»Hallo, Frau Kögl. Ich habe hier einen Notfall.«

»Dann kommt doch mal herein«, sagt Frau Kögl und tritt einen Schritt zur Seite.

»Aber …« Die junge Frau sieht von einem zum anderen.

»Danke, Leila«, sagt Frau Kögl. »Du machst deinen Job wirklich großartig. Nur in diesem Fall …«

Wir sitzen auf einer Anzahl bunt zusammengewürfelter Stühle. Die riesige Zimmerpflanze hat unten ein paar gelbe Blätter. Elias redet und Frau Kögl hört zu.

»Oh«, sagt sie schließlich. »Das ist wirklich dringend. Lasst uns gleich los!« Sie nickt mir aufmunternd zu. »Deine Mutter muss in eine Klinik.«

»Aber sie sträubt sich.«

»Das schaffe ich schon. Sie braucht unbedingt Hilfe. Und du bist ein unglaublich tapferes Mädchen!«

Ich nicke verlegen.

Wir stehen auf.

Der Flur ist leer.

»Leila?«, ruft Frau Kögl.

Leila steht gleich darauf vor uns, so als hätte sie hinter dem Eck gewartet.

»Ich muss dringend weg. Haustermin. Verschiebst du bitte die Klienten auf die nächsten Tage? Das hier kann dauern.«

»Aber die nächsten Tage sind doch auch schon voll!« Leila kaut an ihrer dünnen Lippe.

»Dann mach ich halt ein paar Überstunden«, Frau Kögl steht schon an der Tür. »Lass dir was einfallen.«

Die Sonne hat sich hinter dichten Wolken verkrochen. Frau Kögl steuert auf die Straßenbahnhaltestelle zu. »Wo wohnt ihr denn genau?«, fragt sie.

Ich sage es ihr.

»Eigentlich nicht mein Bezirk«, sagt sie. »Egal. Und du, Elias, gehst schnellstens zurück zur Schule.«

»Aber ...«

»Kein Aber.«

Elias zieht eine Schnute. Einen Moment lang kämpfen die beiden mit den Augen. Obwohl Elias einen ganzen Kopf größer ist, verliert er.

Er zuckt die Achseln und dreht sich zum Gehen um.

»Elias?« Ich lege meine Hand auf seinen Arm.

Er sieht mich an.

»Kommst du nach der Schule?«

Wieder dieser Blick.

Ich schlucke.

Er nickt.

»Danke«, sage ich.

ZU HAUSE

Vor der Tür legt mir Frau Kögl kurz den Arm um die Schulter. Sie muss sich dazu ganz schön strecken.

Ich schließe die Tür auf und das Chaos im Flur ist mir plötzlich total peinlich.

Frau Kögl marschiert einfach quer durch. Ich führe sie zum Schlafzimmer. Aber noch bevor wir dort ankommen, geht die Tür auf.

»Nelli, endlich!«, sagt Emil und starrt dann auf Frau Kögl.

Mira klammert sich an Emils Bein.

»Hallo«, sagt Frau Kögl. »Ich helfe euch jetzt.«

»Nelli.« Mira umarmt mich. Ich drücke sie kurz.

»Guten Tag«, sagt Frau Kögl.

Meine Mutter sieht sie mit ihren wässrigen Augen an.

»Ich heiße Kögl und komme von der Psychosozialen Beratungsstelle.«

Meine Mutter dreht den Kopf weg.

Ich umklammere vor Aufregung Miras Hand.

Emil starrt auf Frau Kögls Rücken.

»Sie brauchen dringend Hilfe«, sagt Frau Kögl. »Lasst ihr mich mal kurz allein mit eurer Mutter sprechen?«

Ich nicke und schiebe Mira zur Tür. Emil sieht mich fragend an.

»Komm«, sage ich. Und zum ersten Mal seit langer Zeit tut er, was ich sage.

Wir stehen vor der geschlossenen Schlafzimmertür und sagen alle drei kein Wort. Drinnen hören wir Gemurmel.

Endlich kommt Frau Kögl wieder heraus. »Ich rufe jetzt in der Klinik an«, sagt sie.

Emil, Mira und ich stehen blöd im Flur herum. Irgendwie wissen wir nicht, was wir reden sollen. Draußen fliegt ein Hubschrauber vorbei und Mira schabt mit ihren Füßen auf dem Teppich.

Frau Kögl richtet eine Tasche für Mama her. Durch die nur angelehnte Tür höre ich, wie sie ab und zu beruhigend auf meine Mutter einspricht.

Als es klingelt, zucke ich zusammen.

Mira drückt auf den Türöffner.

Zwei weiß gekleidete Männer mit einer Trage. Frau Kögl nimmt sie mit ins Schlafzimmer. Kurz darauf kommen sie zurück. Meine Mutter liegt schlapp auf der Trage. Wir starren sie an.

»Macht euch keine Sorgen, Kinder«, sagt einer der weißen Männer. »Das wird schon.«

»Tschüss, Mama«, sage ich.

»Werde wieder gesund!«, ergänzt Emil.

Mira kneift die Lippen fest zusammen.

»So.« Frau Kögl krempelt die Ärmel auf. »Jetzt werde ich mit eurem Vater sprechen und dann machen wir hier Ordnung.«

TELEFON

»Guten Tag. Hier ist Kögl vom Psychosozialen Dienst.«

\- - -

»Ihre Frau wird gerade wegen schwerer Depression mit Suizidgefahr in die psychiatrische Klinik eingeliefert.«

\- - -

»Natürlich kann das sein. Das kommt immer wieder vor. Wann können Sie hier sein?«

\- - -

»Ich verstehe ja, dass das ein Schock ist, aber es ist wirklich nötig.«

\- - -

»Wann können Sie hier sein?«

\- - -

»Aber natürlich!«

\- - -

»Jetzt hören Sie mal! Sie setzen sich in den nächsten Zug …«

\- - -

»Dann nehmen Sie eben ein Flugzeug. Wichtig ist, dass Sie so schnell wie möglich hier sind.«

– – –

»Ah, nun haben Sie verstanden. Ja. Sie erreichen mich bei Ihnen zu Hause. Bis dann.«

ZU HAUSE

»Kommt Papa?«, fragt Emil ungläubig.

»Natürlich.« Frau Kögl stampft in Richtung Küche. »Wäre ja noch schöner!«

Emil sieht ihr bewundernd nach.

Mira steht immer noch da. Den Mund zugekniffen.

»Mira?«, sage ich.

Sie dreht sich weg.

»Bitte, mach jetzt kein Theater.«

Frau Kögls Kopf erscheint wieder in der Tür.

»Mira?«, fragt sie. »Kennst du die Geschichte von Mary Poppins?«

Mira sieht sie fragend an.

»Komm, ich erzähl sie dir, während wir uns das Wohnzimmer vornehmen!«

Kurz darauf folgt Mira Frau Kögl wie ein Hündchen. Emil schruppt das Bad und ich beziehe mein Bett frisch. Schon wieder ist alles völlig anders. Mein Vater hat noch mal angerufen und mitgeteilt, dass er erst morgen früh kommen kann. Frau Kögl fand das überhaupt nicht gut.

»Wir schaffen das schon«, hat Emil erklärt. »Wir machen das schließlich schon eine ganze Weile.«

Frau Kögl hat geseufzt und Mira versprochen, noch bis zum Abend zu bleiben und gleich am nächsten Morgen noch mal vorbeizuschauen. Das finde ich gut. Ich hoffe, sie ist da, wenn mein Vater kommt.

Es klingelt.

Kurz darauf kommt Emil grinsend in mein Zimmer. »Ein Verehrer von dir, ein gewisser Elias.«

DER SPINNER

Elias steht mit seinen zerschlissenen Turnschuhen mitten in unserem Flur und sieht sich staunend um.

»Komm«, sage ich und gehe in Richtung Wohnzimmer.

»Wow.« Er bleibt in der Tür stehen. »Da passt ja unsere ganze Wohnung rein.«

Ich schlucke.

»Wollen wir auf den Dachgarten?«

Er nickt und folgt mir mit großen Augen.

Draußen setzen wir uns auf zwei Stühle, genau gegenüber.

»Danke noch mal«, sage ich zu ihm.

Er winkt ab. »Schon okay.«

»Nein, wirklich«, sage ich und ich erzähle ihm, von den weißen Männern und dass mein Vater morgen früh kommt.

»Freust du dich?«, fragt er.

»Ich weiß nicht. Ich habe ein wenig Schiss. Er ist irgendwie ... Ich dachte immer, er wäre so toll.«

Natürlich kann er nicht wissen, was ich meine. Deshalb erzähle ich ihm davon, wie ich früher war, bevor mein Vater angefangen hat, sich so intensiv um mich zu kümmern.

»Weißt du was?«, sagt er dann. »Sie sind noch da. Wenn man genau hinschaut, sieht man die Märchen noch.«

Er hat seine Nase leicht gekräuselt, die Sommersprossen sind zusammengezogen.

»Man kann sie noch in deinen Augen sehen«, sagt er schnell. Und dann: »Auf dieser Terrasse könnte man super Gemüse anbauen.«

»Tut mir total leid, dass ich so fies war, gestern.«

»Ich wollte dich eigentlich nie wiedersehen. Dachte, vielleicht hat Sezay doch recht und du bist nur so eine eingebildete Prenzlberg-Tussi.«

Ich muss gegen meinen Willen lachen. »Ich denke, das bin ich auch.«

»Vielleicht ein bisschen.« Er grinst.

In diesem Moment klingelt mein Handy. Clara.

Ich schiebe es schnell unter ein Sitzkissen, wo es dumpf weiterklingelt.

»Machst du das immer so?«

»Hm, manchmal«, sage ich.

Endlich hört das Klingeln auf.

»Hast du eigentlich die Sterne singen gehört?«, fragt er plötzlich.

»Beinahe«, sage ich. »Ich bin mir dabei nur ein wenig verrückt vorgekommen.«

Er lacht.

Ich fühle mich so wohl wie schon lange mit niemandem mehr. Schon als ich das denke, ist es mir furchtbar unangenehm.

»Was ist?« Er merkt es natürlich.

»Ich dachte gerade, dass ich mich total wohlfühle, und das ist mir voll peinlich – wegen meiner Mutter.«

Er lächelt breit. »Weißt du – ich denke, wir sind gerade Freunde geworden. Und über so was darf man auch im größten Unglück glücklich sein, finde ich.«

Ausgerechnet in diesem Moment kommt Mira heraus.

»Frau Kögl geht jetzt«, sagt sie. »Spielst du dann mit mir, Nelli?«

»Wie spät ist es?« Elias springt auf. »Ich glaube, ich muss leider auch los.«

ZU HAUSE

Mira schläft. Ich gewöhne mich langsam daran, mein Bett zu teilen. Ich kann nicht einschlafen, meine Füße kribbeln. Clara hat noch einmal versucht, mich anzurufen. Ihre Stimme auf dem Anrufbeantworter. »Was ist mit dir los?« Auch Lou hat es versucht. »Ist es, weil das Date schlecht lief?«

Ich werde es ihnen irgendwann erklären müssen. Und weiß doch nicht, wie. Dann ist da natürlich noch Sam. Ich kann unmöglich mit ihm zusammen sein. Obwohl er nett ist. Aber irgendwie ist das nicht das, was ich will. Ich sage mir, dass hier genug los ist. Dass morgen mein Vater auftaucht. Und vielleicht wird dann alles wieder normal. Meine Mutter kommt aus der Klinik nach Hause und wir leben wie früher. Fast. Ich will nicht, dass alles genauso wird. Ich möchte mich weiterhin mit Elias treffen, mit ihm reden. Möchte meine eigene Meinung entwickeln dürfen. Auch wenn mein Vater es blöd findet, oder Clara oder Lou.

Ich liege auf einem Boot. Es ist Nacht. Über mir Tausende von Sternen. Das Meer rauscht, die Wellen schaukeln das Boot sanft. Plötzlich ein Summen. Ich weiß, dass es die Sterne sind. Das Summen wird lauter, erfüllt die ganze Luft. Etwas berührt sanft meinen Arm. Haut an Haut. Ich drehe mich zur Seite. Sehe genau in Elias' Augen. Sehe die kleinen Punkte darin. Seine Sommersprossen und seinen Mund. Er kommt langsam näher. Wir küssen uns und küssen uns. Unter dem Gesang der Sterne. Plötzlich ändert sich die Melodie, wird zu *Jingle Bells.* Ausgerechnet. Elias ist weg.

Ich mache die Augen auf. Bin zu Hause in meinem Bett. Und der Arm an meinem ist der von Mira. Draußen ist es schon hell.

Wir sitzen mit Frau Kögl auf dem Sofa. Emils Augen sind noch ganz klein vom Schlaf. Ich denke an Elias. Daran, wie er mich im Traum geküsst hat. Kurz darauf schäme ich mich. Mein Vater kommt gleich. Ich sollte an etwas anderes denken als an Jungs. Aber Elias ist nicht irgendein Junge. Er ist … einfach Elias. Und ich habe meine Chance verpasst. Jetzt sind wir nur Freunde. Nicht mehr. Aber immerhin ist das auch schon was.

Frau Kögl erzählt Mira von Mary Poppins, und Mira möchte, dass sie ihr was vortanzt. Frau Kögl lacht und behauptet, dass sie nicht tanzen kann. Mein Vater müsste längst hier sein.

Endlich Schritte auf dem Flur. »Kinder?« Seine Stimme klingt wirklich besorgt.

»Wir sind hier!«, ruft Mira.

Das Gesicht meines Vaters ist grau und zum ersten Mal kommt er mir alt vor.

»Papa«, ruft Mira und springt auf. »Das ist Frau Kögl.«

»Habe ich mir fast gedacht.« Mein Vater lächelt sein Frauenlächeln.

Aber Frau Kögl nickt nur und steht auf. »Gut, dass Sie hier sind. Ihre Kinder brauchen Sie jetzt. Und Sie können Ihre Frau heute Vormittag besuchen. Ich bringe Sie hin.«

Mein Vater sieht mich verwirrt an. »Ich verstehe das alles nicht. Du hast mir doch von Elternabenden und Besuchen bei Marion erzählt, Nelli«, sagt er.

»Wenn Jugendliche mit einer Situation überfordert sind, passiert so was leicht«, sagt Frau Kögl und nickt mir zu. »Sind wir einmal froh, dass es gut ausgegangen ist. Sie haben nie etwas bemerkt bei Ihrer Frau?«

Emil wirft mir einen Blick zu, deutet kurz auf sein iPhone, will mich wohl an die Fotos erinnern. Aber daran will ich jetzt wirklich nicht denken.

Mein Vater sieht ein wenig verlegen aus. »Sie war schon recht komisch in letzter Zeit. Ich dachte, sie hat eine Krise, weil sie älter wird …«

»Und Sie haben es nicht ernst genommen?« Frau Kögls Augen scheinen riesig unter der Brille.

»Na ja.« Er lächelt schräg. »Ich dachte, es geht vorbei. Ich dachte, wenn sie sich zusammenreißt …«

»Wir reden hier von einer Krankheit«, sagt Frau Kögl ernst. »Da kann man sich nicht ›zusammenreißen‹.«

Frau Kögl bringt meinen Vater in die Klinik. Er ist total aufgeregt.

Ich starre auf die Tür, die gerade zufällt. »Vielleicht wird alles gut …«, murmle ich.

»Und die Doktorantin?« Emil schaut mich nachdenklich an.

»Vielleicht sieht er ja jetzt ein, dass das nicht geht?«

Ein hoffnungsvolles Lächeln in Emils Gesicht.

»Was für eine Doktorantin?«, fragt Mira.

»Emil meint, dass Papa jetzt vielleicht nicht mehr nach Holland zurückgeht«, erkläre ich.

»Das wäre gut«, sagt Mira. »Oder?«

Ich zucke die Achseln. Ich weiß es wirklich nicht. Aber ich hoffe in diesem Moment, dass doch noch alles so wird, wie es war. Dass meine Mutter und mein Vater sich auf dem nächsten Fest in meiner Schule wieder verdrücken und ich sie knutschend hinter einem Baum erwische. Auch wenn das peinlich ist.

Wir sehen uns zusammen eine DVD mit *Laurel und Hardy* an. Aber wir können uns alle nicht richtig konzentrieren. Mira hopst auf dem Sofa und Emil spielt gleichzeitig Online-Schach. Ich beiße auf meinem Nagel herum, obwohl ich überhaupt keine Nägelkauerin bin.

Als das Telefon klingelt, zucken wir alle zusammen.

TELEFON

»Hallo?«

»Hallo, Nelli.«

»Papa.«

»Ich dachte, wir treffen uns besser gleich in einem Restaurant. Sushi-Essen?«

»Jetzt?«

»Es ist Mittagessenzeit.«

»Aber Mama?«

»Wenn wir fasten, hilft ihr das wenig. Das Leben muss weitergehen, so normal wie möglich. Auch wenn Anne noch eine Weile in der Klinik bleiben muss.«

»Ich weiß nicht ...«

»In fünfzehn Minuten im *Mikoto.*«

WELT

Die Straßenbahn ist voll. Mira hängt an meinem Arm. Ich werde beinahe gegen einen dicklichen Mann geschleudert, der in gebrochenem Englisch telefoniert. Er riecht so stark nach einem zitronigen Parfüm, dass mir beinahe schlecht wird.

Nur Mira scheint sich auf das Sushi zu freuen. Sie plappert vor sich hin, welche Sorten sie nehmen will. Emil starrt aus dem Fenster.

Als wir aussteigen, fängt es an zu regnen. Dicke Tropfen prasseln vom Himmel. Wir rennen schnell zum Eingang des Restaurants.

Mein Vater winkt. Er sitzt an einem kleinen Tisch in der Ecke.

Mira rennt ihm entgegen. Er umarmt sie und sie hüpft auf seinen Schoß.

Emil und ich setzen uns dazu.

»Geht's Mama wieder gut?«, fragt Mira.

»Etwas besser. Sie wird wohl noch eine Weile in der Klinik bleiben müssen. Bis ihre Medikamente eingestellt sind.« Mein Vater tätschelt Miras Kopf.

»Kommst du jetzt wieder heim?« Mira drückt ihren Kopf an die Brust unseres Vaters.

Ich sehe ihn schlucken. Sein Adamsapfel hüpft auf und ab.

Der Kellner erlöst ihn. »Die Speisekarte, meine Herrschaften.«

»Danke«, sagt mein Vater, »wir nehmen die Familienportion.«

Der Kellner lächelt und nickt. Dann fragt er uns, was wir trinken wollen.

Emil sieht unseren Vater mit zusammengekniffenen Augen an. »Du warst aber nicht gerade lange dort …«

»Sie ist eingeschlafen.«

»Na und?«

»Ach Emil«, sagt mein Vater. »Sei nicht so. Ich weiß, du liebst deine Mama. Das tun alle Söhne. Mach dir keine Sorgen, sie wird sich wieder erholen!« Er wendet sich von ihm ab und lächelt mich mit seinem typischen Papalächeln an. Ein unbekümmertes Jungenlächeln, mit dem er oft gesagt hat: »Das Leben ist ein Spiel.«

»Na Nelli. Sag jetzt, warum hast du mich am Telefon angelogen?«

Ich werde klein unter diesem Lächeln. »Ich wollte nicht, dass du dir Sorgen machst«, sage ich leise »Dass du denkst, ich schaffe es nicht allein«. Ich spüre Emils Blick. Hart. Stechend.

Ein Klumpen in meinem Mund.

Der Kellner bringt eine riesige Platte Sushi. Mein Magen knurrt. Anscheinend habe ich doch Hunger. Draußen prasselt der Regen herunter. Menschen halten sich Taschen oder Zeitungen über den Kopf und hasten von einem Vordach zum nächsten. Autos spritzen durch Pfützen. Mütter zerren Kleinkinder hinter sich her, die immer wieder versuchen, auszubüxen und in eine Pfütze zu hüpfen.

Mein Vater und Mira greifen zu.

»Und ihr?« Mein Vater tut, als wäre ein ganz normaler Tag und wir eine ganz normale Familie beim Mittagessen. So eine, wie wir früher vielleicht mal waren.

»Keinen Hunger«, brummt Emil.

Mein Vater legt ihm lächelnd ein Avocado-Sushi auf den Teller. Und mir eines mit Gurken. Die esse ich normalerweise am liebsten.

Mira beißt von ihrem ersten ab.

»Und?«, fragt Emil noch einmal und starrt meinen Vater an.

»Was und?« Mein Vater schiebt sich ein Stück Sushi in den Mund, kaut.

»Was ist mit der Doktorantin mit den spitzen Titten?«

Mein Vater schüttelt den Kopf. »Bitte?«

»Tu nicht so unschuldig.« Emil lacht. Bitter. Hart.

»Ich habe keine Ahnung, was ...«, fängt mein Vater an.

»Du brauchst es gar nicht abzustreiten. Ich hab euch auf dem Friedhof gesehen.«

Mein Vater starrt ihn mit offenstehendem Mund an.

»Was redest du da für einen Unsinn? Und in was für einem Ton!«

Ich sehe hilflos zu. Mein Vater hat ein paar Schweißperlen auf der Stirn, seine Augen flitzen unruhig zwischen uns hin und her. Er tut mir leid. Aber doch spüre ich, dass dieses Gespräch sein muss.

Emil zieht sein iPhone heraus. »Du hast was mit dieser Deena! Gib es zu, oder willst du, dass ich allen hier zeige, was ich für Fotos auf meinem iPhone habe?«

»Emil!« Mein Vater versucht, ihm das iPhone abzunehmen, aber Emil ist schneller, steckt es in die Hosentasche.

Die Leute von den Nachbartischen sehen zu uns herüber. Und nicht auf die Art, die mein Vater gerne hat. Sicher denkt diesmal niemand, dass wir eine hübsche Familie sind.

Mein Vater senkt den Kopf, holt tief Luft. »In Ordnung. Lass uns wie zivilisierte Menschen darüber sprechen. Es stimmt, ich habe mich in Deena verliebt. Solche Dinge passieren nun einmal. Das heißt aber nicht, dass ich Anne nicht mehr liebe.«

Emil verdreht die Augen.

»Heißt das, Mama und du, ihr lasst euch scheiden?«, fragt Mira.

»Nein, an so was wollen wir jetzt überhaupt nicht denken«, sagt mein Vater. »Anne muss erst mal wieder gesund werden. Dann werden wir eine Menge Gespräche führen und herausfinden, was das Beste für alle ist …«

In diesem Moment sehe ich, dass er sich hilflos fühlt. Und Hilflosigkeit ist das Gefühl, das er am meisten hasst. Deshalb läuft er davon. Davon vor den Gefühlen, die er für negativ hält. Mir ist schlecht. Ich kann den Fischgeruch hier drin nicht mehr ertragen. Es ist plötzlich, als wäre ich fremdgesteuert. Ohne nachzudenken, stehe ich auf, einfach so. Ich drehe mich um und laufe hinaus, in den Regen. Mein Vater sagt irgendetwas, das ich nicht verstehe. Rauschen in meinen Ohren. Regen auf meinem Kopf. Wie eine Massage, denke ich.

»He, Nelli, warte! Du bist doch immer so vernünftig«, höre ich meinen Vater rufen. Er steht in der Tür des Restaurants. Ich im Regen. Er im Trockenen. Zwei Welten. Ich gehe einfach weiter. Er kommt mir nicht nach. Er hasst Regen.

Ich lande im Park. Tropfnass. Elias, denke ich. Natürlich ist er nicht hier, wäre auch ein großer Zufall gewesen.

Regen. Meine Kleider kleben am Körper fest. Meine Schuhe quietschen bei jedem Schritt. Der Park ist leer, bis auf einen Penner, der unter einer Plastikfolie kauert. Mir wird kalt.

Langsam gehe ich zurück. Am Ende der Wiese kommt mir jemand entgegen, jemand, der genauso nass ist wie ich. Rote Strähnen, die einmal Locken waren.

»Ich wollte dich besuchen. Gleich nach der Schule. Aber du warst nicht da«, sagt er.

Die Wassertropfen an seinen Wimpern sehen aus wie kleine Glasperlen.

»Vielleicht sollten wir unsere Telefonnummern …« Er bricht mitten im Satz ab.

Unsere Augen begegnen sich. Und ich weiß plötzlich, dass die Chance noch nicht verpasst ist. Vorsichtig strecke ich den Finger aus und streiche ihm einen Regentropfen von der Nase. Er hält meine Hand fest, drückt sie ein klein wenig.

Und der Regen rauscht weiter.

Von Katrin Stehle ist bei Gabriel
bereits erschienen:

Die Stille danach
Zu jung für dich?
Die verbotene Zeit

Stehle, Katrin:
Das Gegenteil von fröhlich
ISBN 978 3 522 30244 9

Einbandgestaltung und -typografie: Niklas Schütte
unter Verwendung von Fotomaterial von istock:
Spiegel © Scrambled, Mädchen © ZoneCreative
Lektorat: Frank Griesheimer
Schrift: Rotis Serif, Rotis Sans
Druck und Bindung: CPI-Ebner & Spiegel, Ulm

5 4 3 2 1° 11 12 13 14

www.gabriel-verlag.de